VIOLÊNCIA AO IDOSO NA PERSPECTIVA DA BIOÉTICA
UMA ANÁLISE NECESSÁRIA

Editora Appris Ltda.
1.ª Edição - Copyright© 2024 das autoras
Direitos de Edição Reservados à Editora Appris Ltda.

Nenhuma parte desta obra poderá ser utilizada indevidamente, sem estar de acordo com a Lei nº 9.610/98. Se incorreções forem encontradas, serão de exclusiva responsabilidade de seus organizadores. Foi realizado o Depósito Legal na Fundação Biblioteca Nacional, de acordo com as Leis nºs 10.994, de 14/12/2004, e 12.192, de 14/01/2010.

Catalogação na Fonte
Elaborado por: Dayanne Leal Souza
Bibliotecária CRB 9/2162

C172v 2024	Camacho, Alessandra Conceição Leite Funchal Violência ao idoso na perspectiva da bioética: uma análise necessária / Alessandra Conceição Leite Funchal Camacho, Célia Pereira Caldas. – 1. ed. – Curitiba: Appris, 2024. 111 p. : il. ; 21 cm. – (Geral).
	Inclui referências. ISBN 978-65-250-6959-3
	1. Idoso. 2. Bioética. 3. Violência. 4. Notificação. I. Camacho, Alessandra Conceição Leite Funchal. II. Caldas, Célia Pereira. III. Título. IV. Série.
	CDD – 323.3

Livro de acordo com a normalização técnica da ABNT

Appris
editora

Editora e Livraria Appris Ltda.
Av. Manoel Ribas, 2265 – Mercês
Curitiba/PR – CEP: 80810-002
Tel. (41) 3156 - 4731
www.editoraappris.com.br

Printed in Brazil
Impresso no Brasil

Alessandra Conceição Leite Funchal Camacho
Célia Pereira Caldas

VIOLÊNCIA AO IDOSO NA PERSPECTIVA DA BIOÉTICA
UMA ANÁLISE NECESSÁRIA

Appris
editora

Curitiba, PR
2024

FICHA TÉCNICA

EDITORIAL Augusto Coelho
Sara C. de Andrade Coelho

COMITÊ EDITORIAL

Ana El Achkar (Universo/RJ)
Andréa Barbosa Gouveia (UFPR)
Antonio Evangelista de Souza Netto (PUC-SP)
Belinda Cunha (UFPB)
Délton Winter de Carvalho (FMP)
Edson da Silva (UFVJM)
Eliete Correia dos Santos (UEPB)
Erineu Foerste (Ufes)
Fabiano Santos (UERJ-IESP)
Francinete Fernandes de Sousa (UEPB)
Francisco Carlos Duarte (PUCPR)
Francisco de Assis (Fiam-Faam-SP--Brasil)
Gláucia Figueiredo (UNIPAMPA/UDELAR)
Jacques de Lima Ferreira (UNOESC)
Jean Carlos Gonçalves (UFPR)
José Wálter Nunes (UnB)
Junia de Vilhena (PUC-RIO)

Lucas Mesquita (UNILA)
Márcia Gonçalves (Unitau)
Maria Aparecida Barbosa (USP)
Maria Margarida de Andrade (Umack)
Marilda A. Behrens (PUCPR)
Marília Andrade Torales Campos (UFPR)
Marli Caetano
Patrícia L. Torres (PUCPR)
Paula Costa Mosca Macedo (UNIFESP)
Ramon Blanco (UNILA)
Roberta Ecleide Kelly (NEPE)
Roque Ismael da Costa Güllich (UFFS)
Sergio Gomes (UFRJ)
Tiago Gagliano Pinto Alberto (PUCPR)
Toni Reis (UP)
Valdomiro de Oliveira (UFPR)

SUPERVISORA EDITORIAL Renata C. Lopes
PRODUÇÃO EDITORIAL Daniela Nazário
REVISÃO Katine Walmrath
DIAGRAMAÇÃO Andrezza Libel
CAPA Carlos Pereira
REVISÃO DE PROVA Bianca Pechiski

AGRADECIMENTOS

Aos nossos familiares, que ao longo de nossa trajetória pessoal e profissional nos apoiaram de maneira incondicional vibrando por cada momento de êxito vivenciado.

Ao Ministério dos Direitos Humanos e da Cidadania pelas informações diante das dúvidas suscitadas durante a coleta de dados, a oportunidade de conhecer o trabalho desempenhado e sua ampla divulgação.

Às Escolas de Enfermagem Aurora de Afonsos Costa (EEAAC-UFF) e à Faculdade de Enfermagem da UERJ pela contribuição em nossas vidas profissionais.

Nossa gratidão pela interlocução entre os programas de pós-graduação: Programa Acadêmico em Ciências do Cuidado em Saúde da Universidade Federal Fluminense (Paccs-UFF) e Programa de Pós-Graduação em Enfermagem da Universidade do Estado do Rio de Janeiro (PPgenf-Uerj).

À parceria desenvolvida entre os grupos de pesquisa Núcleo de Estudos de Saúde do Adulto e do Idoso em Tecnologias Educacionais (Nesaited-UFF) e Grupo de Pesquisa de Enfermagem na Saúde do Idoso (Gepesi-Uerj).

Pelo empenho das bolsistas de iniciação científica do CNPq pela UFF Paola Paiva Monteiro e Maria Eduarda Araújo Alves.

APRESENTAÇÃO

Essa obra foi idealizada e concebida ao longo dos meus 26 anos de experiência profissional. Grande parte dela na minha carreira docente, durante os quais me dediquei ao ensino da Bioética em cursos de graduação e pós-graduação em Enfermagem e em atividades interdisciplinares como professora no ensino superior.

Minha trajetória acadêmica se desenvolveu a partir de um método de ensino fundamentado na Bioética, especialmente na abordagem principialista relacionada à violência contra idosos. A pandemia da covid-19 intensificou ainda mais esse foco pela necessidade de isolamento social, período em que as denúncias de violência contra idosos foram amplamente discutidas e divulgadas nos principais periódicos científicos da área de saúde, destacando-se como uma preocupação devido ao aumento dos registros.

Desde 2020, tenho participado ativamente das discussões na Rede Nacional de Ensino e Pesquisa (RNP), uma entidade dedicada a promover e implementar inovações em aplicações de tecnologia da informação. Durante esse envolvimento, percebi a importância de gerar ideias e soluções para democratizar o acesso ao conhecimento, especialmente para os idosos vítimas de violência.

Nesse contexto, em contato com os dados do Ministério dos Direitos Humanos e da Cidadania foi possível acessar as informações disponíveis no Painel de Dados da Ouvidoria Nacional de Direitos Humanos. A partir dessas informações e das discussões subsequentes por meio da Rede Nacional de Ensino e Pesquisa (RNP) e do Núcleo de Estudos de Saúde do Adulto e do Idoso em Tecnologias Educacionais (Nesaited-UFF), ficou evidente a necessidade e a premência de ampliar e aprofundar as investigações sobre a violência contra a pessoa idosa na perspectiva da Bioética.

Em 2022 a concepção deste estudo começou a ser delineada como uma proposta a ser desenvolvida durante a supervisão do pós-doutorado no Programa de Pós-Graduação em Enfermagem pela Universidade do Estado do Rio de Janeiro.

A sua concretização e viabilidade aconteceu no início de 2024 com a parceria entre os programas de pós-graduação: Programa Acadêmico em Ciências do Cuidado em Saúde da Universidade Federal Fluminense (Paccs-UFF) e Programa de Pós-Graduação em Enfermagem da Universidade do Estado do Rio de Janeiro (PPgenf-Uerj). Esta obra se apresenta como possibilidade para reflexões que gerem estudos futuros nas respectivas instituições de ensino UFF e UERJ.

É importante destacar que o Ministério dos Direitos Humanos e da Cidadania firmou no dia 5 de março de 2024 um Acordo de Cooperação Técnica (ACT) para aprimorar o serviço de encaminhamento das denúncias de violações de direitos humanos contra educadores no exercício de suas funções. O compromisso formalizado pelo ministro foi resultado da intensificação dos trabalhos desse ministério em outras vertentes em que os direitos da pessoa humana são violados, entre estas, os direitos das pessoas idosas.

Outrossim, é mister destacar que a violência contra a pessoa idosa toma também notoriedade e relevância como temática de estudo. Até porque, em pleno século XXI, com o amplo desenvolvimento e a disponibilidade das tecnologias da informação e comunicação, tornam-se foco de análise o seu aprimoramento, divulgação e incentivo das denúncias de violência nessa parcela da população.

Para tanto, é imprescindível conhecer o Painel de Dados da Ouvidoria Nacional de Direitos Humanos como fonte de análise e aprimoramento das políticas públicas ao idoso vítima de violência. O contínuo desenvolvimento e coleta dessas informações nos permite inferir alguns aspectos sociais e suas nuances no cotidiano da sociedade brasileira.

Outra questão relevante é a oportunidade de aperfeiçoamento do serviço que é prestado e divulgado pelo Painel de Dados da Ouvidoria Nacional de Direitos Humanos visando mitigar essa realidade tão cruel.

Também é oportuno evidenciar que neste ano de 2024 estamos comemorando os 80 anos da Escola de Enfermagem Aurora de Afonso Costa (EEAAC-UFF) e esta obra vem brindar a oportunidade de parcerias maravilhosas voltadas para a saúde do idoso no que tange às informações contidas no site do Ministério dos Direitos Humanos e da Cidadania, pelo Painel de Dados da Ouvidoria Nacional de Direitos Humanos na tentativa de aprimorar o acesso às tecnologias da informação e comunicação.

Por fim, entendo que a rede colaborativa de conhecimento compartilhado entre o Núcleo de Estudos de Saúde do Adulto e do Idoso em Tecnologias Educacionais (Nesaited-UFF) e o Grupo de Pesquisa de Enfermagem na Saúde do Idoso (Gepesi-Uerj) se organiza com interesses em comum porque coadunam a oportunidade de gerar parcerias, estimular a inovação e a cooperação entre os pesquisadores, além de promover a geração de conhecimento.

Prof.ª Dr.ª Alessandra Conceição Leite Funchal Camacho

PREFÁCIO

O título do livro por si mesmo nos instiga à leitura e a profundas reflexões. A temática é atual e de suma importância diante de um cenário epidemiológico e midiático que aponta para índices significativos de violência contra os mais vulneráveis, neste livro em cena os idosos. A dimensão da ética da vida é primordial e necessária, como fala a autora. E o cuidado como resgate reparado e regenerativo da condição humana se faz emergente.

A obra escrita pelas ilustres docentes e enfermeiras Alessandra Conceição Leite Funchal Camacho e Célia Pereira Caldas vem abrilhantar e colaborar com o cuidado de enfermagem e saúde e, ao mesmo tempo, resgata a dimensão interdisciplinar, conectando-se às disciplinas da saúde, direito, ciências humanas e sociais, ética e o desenvolvimento social com equidade. O livro constitui referência para estudantes de graduação e de pós-graduação, bem como a docentes e profissionais que lidam com a saúde do idoso.

As autoras têm vasta experiência nesse campo da saúde do idoso e da bioética, no ensino, na pesquisa e na extensão, além de trazerem reflexões de suas vivências, que sinalizam a perspectiva da saúde integral da pessoa idosa, a dignidade da vida e prevenção de danos desencadeados pela violência.

Um aspecto que também desperta interesse nesta obra é a conexão com os direitos humanos e a cidadania, que vem reforçar a emancipatória política de inclusão e de promoção do envelhecimento saudável e digno.

As autoras ressaltam que a obra é fruto de uma interlocução entre os programas de pós-graduação e núcleos de pesquisa da Escola de Enfermagem Aurora de Afonso Costa da UFF e a Faculdade de Enfermagem da UERJ, que demonstra um trabalho de cooperação exitosa em prol dos avanços dos conhecimentos referente aos cuidados à pessoa idosa e a questão da violência numa perspectiva ética do cuidar e do ensinar. Construindo desse modo uma *verdadeira rede colaborativa de conhecimento compartilhado,* como enfatizam as autoras.

A obra faz um percurso nos seus capítulos segundo os seguintes temas: *introdução,* destacando a justificativa e o rigor metodológico; *a caracterização da violência à pessoa idosa no cenário brasileiro no período de 2020–2023,* conceituando a natureza da violência e sua emergência atual; *análise das características da violência à pessoa idosa no cenário brasileiro no período de 2020–2023; análise da violência ao idoso na perspectiva da Bioética,* conectando com a questão da justiça e bioética; *o painel de dados da Ouvidoria Nacional de Direitos Humanos: a importância na sua divulgação,* despertando a atenção para esses dados, que merecem ser estudados e refletidos para buscar caminhos de superação. Portanto, é um belo trabalho relevante e bem fundamentado, que abre caminhos de possibilidades para a mudança no cuidado da pessoa humana, buscando uma ética e uma estética da existência como ressalta Michel Foucault.

As autoras trazem uma conclusão deveras interessante; ao mesmo tempo em que trazem respostas proativas e informações referentes à violência ao idoso, apresentam perspectivas transformadoras para programas de saúde, ensino e serviço, bem contextualizado e atual. Há um resgate da autonomia e cidadania do sujeito, de modo que as informações e as tecnologias contemporâneas precisam ser disponibilizadas para os idosos como cidadãos e pessoas que contribuíram e contribuem para a construção do Brasil. Por conseguinte, há de se apostar numa pedagogia da esperança e da autonomia bem descritas por Paulo Freire.

Há, portanto, a necessidade de criar uma cultura de respeito e de valorização da pessoa idosa em nossa sociedade, algo que as autoras trazem com muito afinco neste estudo.

Por fim, como ilustram as autoras, esta obra vem como um belo presente para a comemoração dos 80 anos da Escola de Enfermagem Aurora de Afonso Costa (EEAAC-UFF), que acontece neste ano de 2024.

Outono de 2024.

Enéas Rangel Teixeira
Diretor e Docente Titular da EEAAC

LISTA DE ABREVIATURAS E SIGLAS

EEAAC	Escola de Enfermagem Aurora de Afonso Costa
Gepesi	Grupo de Pesquisa de Enfermagem na Saúde do Idoso
IBGE	Instituto Brasileiro de Geografia e Estatística
N/D	Não declarado
Nesaited	Núcleo de Estudos de Saúde do Adulto e do Idoso em Tecnologias Educacionais
ODS	Objetivos de Desenvolvimento Sustentável
OMS	Organização Mundial de Saúde
Paccs	Programa Acadêmico em Ciências do Cuidado em Saúde
PPgenf	Programa de Pós-Graduação em Enfermagem
PNAD	Pesquisa Nacional por Amostra de Domicílio
RNP	Rede Nacional de Ensino e Pesquisa
SARS-CoV-2	Severe acute respiratory syndrome coronavirus 2 (Coronavírus 2 da síndrome respiratória aguda grave)
UERJ	Universidade do Estado do Rio de Janeiro
UFF	Universidade Federal Fluminense

SUMÁRIO

1

INTRODUÇÃO 19
1.1 O entendimento de sua justificativa e relevância 22
1.2 O percurso metodológico para obtenção dos dados 24

2

A CARACTERIZAÇÃO DA VIOLÊNCIA À PESSOA IDOSA NO CENÁRIO
BRASILEIRO NO PERÍODO DE 2020–2023 29
2.1 A violência a pessoa idosa e suas características 29
2.2 O perfil do agressor do idoso vítima de violência 39

3

ANÁLISE DAS CARACTERÍSTICAS DA VIOLÊNCIA À PESSOA IDOSA
NO CENÁRIO BRASILEIRO NO PERÍODO DE 2020–2023 49
3.1 O ano de 2023: algumas reflexões 61

4

ANÁLISE DA VIOLÊNCIA AO IDOSO NA PERSPECTIVA DA
BIOÉTICA 67
4.1 A justiça e autonomia do idoso: uma ênfase Bioética 73

5

O PAINEL DE DADOS DA OUVIDORIA NACIONAL DE DIREITOS
HUMANOS: A IMPORTÂNCIA NA SUA DIVULGAÇÃO 85

CONSIDERAÇÕES FINAIS 91

REFERÊNCIAS 97

AS AUTORAS 109

BOLSISTAS 111

INTRODUÇÃO

A violência se manifesta como um fenômeno de natureza multifacetada, caracterizado por sua complexidade e subnotificação, agindo de maneira invisível e silenciosa. Pode ser atribuída, em parte, a questões culturais, tornando-se até mesmo naturalizada em alguns casos devido ao desconhecimento das leis, bem como à vergonha e ao medo associados à denúncia e às possíveis consequências para os idosos. Esse sentimento de vergonha muitas vezes está ligado à identidade de papéis, em que os próprios filhos podem ser os agressores, dificultando a denúncia e até mesmo o reconhecimento do problema.

Além disso, é perceptível o alerta para aspectos cruciais relacionados aos idosos e seus agressores. Isso inclui a influência dos laços familiares, as interações e a rede de apoio, a limitação dos tratamentos dispensados aos idosos na sociedade e as características que permeiam os entendimentos socioculturais sobre o envelhecimento. Destaca-se a importância de sensibilizar a sociedade para a situação enfrentada pelos idosos, considerando ainda as experiências decorrentes da pandemia do SARS-CoV-2 (Hammerschmidt; Bonatelli; Carvalho, 2020).

Por estarem mais vulneráveis às formas graves da covid-19, a população de pessoas idosas apresentou elevadas taxas de mortalidade. Com o avanço da pandemia e com as medidas de distanciamento social, intensificou-se a convivência intrafamiliar. Neste período as ocorrências de violência foram destaque (Souza; Mendes, 2021).

Dados do Ministério dos Direitos Humanos e Cidadania apontam que no período entre março e junho de 2020, meses com severo isolamento social, houve um elevado número de denúncias, ultrapassando 60% do número total de registros de 2019. Outro aspecto relevante foi o dado que aponta serem os familiares os perpetradores de violência em 83% das denúncias (Brasil, 2020).

Quando a pessoa encarregada de proteger e respeitar a dignidade e autonomia da pessoa idosa pratica atos de violência contra esta, trata-se de total quebra de confiança. Com o intuito de preservar a dignidade, propõe-se a mediação de conflitos com intervenções focalizadas no cuidador principal, muitas vezes identificado como possível agressor, visando promover a saúde física e mental. Além disso, destaca-se a necessidade de uma maior compreensão das questões relacionadas ao envelhecimento e às doenças associadas aos idosos, sublinhando a importância de capacitar as pessoas envolvidas no cuidado como meio de prevenir formas de violência decorrentes de negligência. Para garantir a efetividade dessas abordagens, torna-se crucial uma equipe multidisciplinar para atender a pessoa idosa vítima de violência (Matos *et al.*, 2021).

Essa perspectiva abrange formas de estigmatização e discriminação em relação aos idosos, vinculadas a uma concepção social que os considera com pouca capacidade de discernimento em suas decisões de vida e autonomia pessoal. Além disso, destaca-se o recorrente discurso que enfatiza os custos elevados, tanto financeiros quanto emocionais, do cuidado familiar (Machado; Garrafa, 2020; Moraes; Apratto; Reichenheim, 2008).

Além disso, a atribuição de características negativas aos indivíduos idosos pode servir como entrada para a desconsideração de sua autonomia, reforçando a ideia de que a idade diminui sua capacidade de discernimento e habilidade para tomar decisões, o que constitui uma violação direta de sua dignidade (Machado; Garrafa, 2020).

Entretanto, a carência de políticas públicas específicas voltadas para os idosos em meio aos impactos da pandemia exacerbou a visibilidade do abandono e negligência por parte das instâncias públicas. Adicionalmente, é evidente a persistência da crise econômica que ainda afeta as famílias, limitando o alcance de novas iniciativas de ordem social e econômica para os trabalhadores que fazem parte do núcleo familiar desses idosos, muitos dos quais se viram desempregados durante a pandemia e ainda enfrentam dificuldades para se reintegrarem ao mercado de trabalho. Essa situação pode ter desencadeado ou agravado consideravelmente a incidência de violência (Moraes *et al.*, 2020).

No Distrito Federal, foram identificadas as seguintes motivações relacionadas às denúncias de violência: sobrecarga de cuidados, filhos com a percepção deturpada de que seus pais idosos eram capazes de se cuidar, atitudes negativas dos filhos em relação ao idoso, falta de informação sobre a enfermidade do idoso. Como soluções propostas foram destaques neste estudo: acompanhamento regular com médico, assistente social e/ou psicólogo; compartilhamento dos cuidados e das despesas com demais familiares; maior participação do idoso em atividades sociais e a possibilidade de contratação de um cuidador formal. Nesse sentido, é relevante uma atuação multidisciplinar frente às situações de violência com vistas às políticas públicas de saúde (Matos *et al.*, 2021).

Moraes *et al.* (2020) referem que a busca por estratégias não violentas para solução dos conflitos em que há estresse e sobrecarga é relevante. Destacam-se de maneira individual ações como: de promoção de saúde mental e física, bem como aos cuidados de bem-estar direcionados aos idosos e de seus cuidadores, fomentando a manutenção de um ambiente familiar saudável e sem violência.

Alarcon *et al.* (2021) destacam que no cotidiano assistencial há uma falta de articulação no acolhimento realizado resultante da ausência de comunicação e resolutividade das situações de violência percebidas pela equipe, resultando numa limitação na qualidade do serviço. Adicionada a essa questão existe também a dificuldade de respostas nos encaminhamentos, além do desconhecimento sobre as ações possíveis em situação de violência e a condução de outros serviços. Muitos profissionais de saúde sentem que não possuem amparo para a abordagem em virtude da complexidade que a situação apresenta.

As informações que este estudo nos traz podem conduzir a contribuições importantes à enfermagem e demais profissionais da saúde para subsidiar políticas de saúde permitindo reflexões sobre medidas de prevenção e controle. O conhecimento das características das violências possibilita o planejamento de práticas assistenciais de enfermagem alinhadas ao perfil de idosos vitimizados, voltadas à promoção da saúde e à cultura de paz, diante de cada realidade (Ranzani, 2023).

Dessa forma, sobre a questão da violência ao idoso no contexto deste estudo na perspectiva da Bioética, destaca-se o princípio ético da autonomia. Em constante reflexão e diálogo com os conflitos relacionados à ética da vida, a Bioética tem a sua diretriz que orienta discussões relevantes sobre a violência ao idoso por meio dos seus princípios da beneficência, da autonomia e da justiça. Tal afirmação denota notoriedade e relevância deste estudo com enfoque Bioético.

Diante das considerações anteriores apresenta-se a seguinte pergunta: Quais as características da violência praticada contra pessoas idosas no cenário brasileiro no período de 2020 a 2023 sob a análise Bioética?

Traçamos alguns objetivos que orientaram o percurso metodológico deste estudo: caracterizar a violência contra pessoas idosas no cenário brasileiro no período de 2020 a 2023; e analisar as características da violência contra pessoas idosas no cenário brasileiro no período de 2020 a 2023 na perspectiva da Bioética.

1.1 O entendimento de sua justificativa e relevância

O estudo se justifica por ser um tema prioritário, segundo a Agenda Nacional de Prioridades de Pesquisa em Saúde (Brasil, 2018), cujo eixo 12 é centrado na Saúde do Idoso. O subitem 12.5 desse documento trata da análise da gestão e das práticas das equipes no cuidado às especificidades em saúde da pessoa idosa. Essa agenda tem o propósito de atender às necessidades nacionais e regionais de saúde, induzindo a produção de conhecimentos, bens materiais e serviços de modo seletivo, em áreas estratégicas para o desenvolvimento das políticas sociais vigentes.

Este estudo também tangencia as subagendas do Eixo 10: Saúde da mulher, no subitem 10.7: Mapeamento e análise de boas práticas e estratégias inovadoras para identificação e cuidado integral nos casos de violência doméstica contra as mulheres, relacionado a dados anteriores da violência à mulher idosa. Também pode ser considerado como um atendimento ao Eixo 8: Gestão do trabalho e educação em saúde, no subitem 8.3: Avaliação do impacto da educação técnica em saúde na qualificação das competências profissionais no Sistema Único de Saúde (SUS) para os profissionais de saúde que recebem os idosos vítimas de violência (Brasil, 2018).

Com vistas a garantir o respeito e a dignidade sugere-se a mediação de conflitos com intervenções direcionadas ao cuidador principal (possível agressor), visando à promoção de saúde física e mental. Além disso, percebe-se a necessidade de maiores informações sobre as questões do envelhecimento e as doenças que podem estar associadas ao idoso, destacando a relevância da capacitação das pessoas envolvidas no cuidado, como maneira de prevenir as formas de violência decorrentes de negligência. Com vistas à efetividade dessas questões, a visibilidade da equipe multidisciplinar é essencial na atenção à pessoa idosa vítima de violência (Matos *et al.*, 2021).

Essa problemática torna-se ainda mais premente com base nos dados atualizados da Pesquisa Nacional por Amostra de Domicílios Contínua (PNAD Contínua), divulgados pelo Instituto Brasileiro de Geografia e Estatística (IBGE). Segundo esses dados, a população idosa, com 60 anos ou mais, aumentou de 11,3% para 14,7%, totalizando atualmente 31,2 milhões de pessoas, representando um crescimento de 39,8% (IBGE, 2023).

A Organização Pan-Americana de Saúde em 2016 lançou o documento "Saúde, resiliência e segurança humana: para a saúde para todos", que teve como objetivo explicar a profissionais e técnicos nos campos de desenvolvimento e saúde o que é uma abordagem de segurança humana e mostra como pode ser aplicado para encaminhar pessoas e comunidades para alcançar um ciclo virtuoso de boa saúde e bem-estar. Em particular, o documento destaca que a abordagem de segurança humana aponta conexões entre diferentes fontes de ameaças para a saúde e garante que as intervenções precisam estar integradas tanto para adquirir quanto para manter a resiliência na saúde individual, comunitária e institucional (Korc *et al.*, 2016).

Nesse panorama, a cultura da segurança do paciente tem demonstrado o valor de uma comunicação integrada e metódica, o que se reflete na enfermagem contemporânea, na qual problemas relacionados a essa prática são encontrados, como, por exemplo, na omissão de dados importantes e na falta de precisão ou consistência da informação. Desse modo, maneiras padronizadas para apresentar informações do paciente constituem formas efetivas para transpor barreiras à comunicação ineficaz (Nogueira; Rodrigues, 2015).

Nesse sentido, este estudo contribui para o desenvolvimento de tecnologias educativas que visam ao aprimoramento da coleta de informações para o banco de dados do Ministério dos Direitos Humanos e Cidadania, garantindo assim a fidedignidade do Painel de Dados da Ouvidoria Nacional de Direitos Humanos. Por meio da análise das informações coletadas, será possível compreender as dificuldades regionais e suas especificidades para o planejamento de estratégias eficazes na assistência de enfermagem ao idoso vítima de violência no país.

1.2 O percurso metodológico para obtenção dos dados

Este estudo é quantitativo, observacional, retrospectivo e docu-mental descritivo. Foi realizado por meio da análise das denúncias de violência registradas contra a pessoa idosa vítima de violência.

A abordagem quantitativa está orientada para a busca da magnitude e das causas dos fenômenos, utiliza procedimentos controlados e não valoriza a dimensão subjetiva. Examina as causas e como elas interagem e/ou influenciam os resultados. Sendo uma abordagem dedutiva, a maioria das ideias ou conceitos é reduzida a variáveis, sendo que as relações entre elas são verificadas. Por sua vez, a abordagem quantitativa utiliza estratégia sistemática, objetiva e rigorosa para gerar o conhecimento (Polit; Beck, 2018; Lobiondo-Wood; Haber, 2014).

Um estudo observacional retrospectivo é aquele em que os dados são coletados a partir de informações do passado, por meio da análise de registros, entrevistas, entre outros. O pesquisador observa e analisa eventos, comportamentos ou fenômenos em seu ambiente natural, sem intervenção ativa ou manipulação deliberada de variáveis (Hulley *et al.*, 2024).

A coleta de dados ocorreu no banco de dados do Ministério dos Direitos Humanos e da Cidadania no período de 2020 a 2023 por meio das informações apontadas no Painel de Dados da Ouvidoria Nacional de Direitos Humanos (Brasil, 2024).

Destaca-se que as informações disponíveis no banco de dados foram organizadas por meio da análise do perfil da vítima por meio das denúncias em virtude da quantidade de relatos de violação de direitos humanos envolvendo uma vítima e o suspeito. Dessa forma, uma denúncia pode ter uma ou mais violações de direitos humanos. Para melhor compreensão, as violações são qualquer fato que viole ou atente contra os direitos humanos de uma vítima como, por exemplo, maus-tratos, exploração sexual, entre outros.

Foram incluídas no banco de dados do estudo as notificações das denúncias de casos suspeitos ou confirmados de violência contra pessoas com idade igual ou superior a 60 anos. Excluíram-se as duplicidades de notificações das denúncias da mesma ocorrência bem como as outras faixas etárias contidas no acervo do banco de dados do Ministério dos Direitos Humanos e da Cidadania no período de 2020 a 2023.

Dessa forma, é relevante a compreensão das variáveis do estudo para fomentar a interpretação que leve a conclusões válidas visando a um melhor cuidado ante o problema de pesquisa estudado. Assim, as variáveis são atributos próprios dos participantes do estudo e os eventos clínicos das ocorrências (Fletcher *et al.*, 2014; Medronho *et al.*, 2009).

Foi realizada a opção de identificar as notificações de violência em cada ano especificamente para verificação das variáveis de maneira específica objetivando confirmação das ocorrências e suas características sociodemográficas. A coleta de dados ocorreu de dezembro de 2023 a março de 2024.

Foram analisadas as seguintes variáveis da pessoa idosa vítima de violência: região no país, faixa etária, sexo, raça/cor, grau de instrução, faixa de renda, relação suspeito, cenário da violação e tipo de violação e a motivação/elementos circunstanciais. Em relação ao agressor as variáveis de análise foram: sexo, faixa etária, raça/cor, grau de instrução, renda mensal.

Cabe esclarecer que a denominação das variáveis seguiu as nomenclaturas de notificação apontadas no Painel de Dados da Ouvidoria Nacional de Direitos Humanos sobre os casos de violência identificados a pessoa idosa vítima de violência que coaduna com a denominação estabelecida pelo Ministério da Saúde do Brasil e o Ministério dos Direitos Humanos e da Cidadania.

Foram coletados os dados sobre notificações das denúncias de casos de violência a pessoa idosa efetuadas entre 2020 e 2023. Esse período foi definido por estar compreendido durante a pandemia da covid-19, coadunando com as medidas de distanciamento social, incluindo o início da imunização da população brasileira. Foram analisadas as ocorrências das denúncias, o destaque das informações e as características do perfil do idoso vítima de violência nesse período especificado.

Cabe destacar que o ano de 2023 foi incluído em virtude da Organização Mundial da Saúde (OMS) em maio de 2023 ter declarado em Genebra, na Suíça, o fim da Emergência de Saúde Pública de Importância Internacional referente à covid-19. Essa decisão foi tomada após a recomendação do Comitê de Emergência encarregado de analisar periodicamente o cenário da doença, quando se destacou a tendência de queda nas mortes por covid-19, o declínio nas hospitalizações e internações em unidades de terapia intensiva relacionadas à doença, bem como os altos níveis de imunidade da população (OMS, 2023).

A análise foi a estatística descritiva simples sendo os dados importados ao programa estatístico *Statistical Package for the Social Science* (SPSS®) for *Windows* versão 29.0. A análise descritiva foi desenvolvida em tabelas, distribuições de frequências absoluta e relativa (%), tendo como objetivo sintetizar e caracterizar o comportamento das variáveis e traçar o perfil dos idosos vítimas de violência. Para a tabulação dos dados, utilizou-se o programa Excel 2007.

Vislumbrando os princípios éticos da pesquisa, a coleta de dados dispensou aprovação pelo Comitê de Ética em Pesquisa, pois envolveu dados de domínio público em conformidade com a Resolução n. 466 de 2012 do Conselho Nacional de Saúde.

Não é pretensão deste estudo esgotar a discussão sobre a temática voltada à violência ao idoso no período estudado, mas trazer reflexões e proposições positivas na área da saúde do idoso. A aproximação do conteúdo da Bioética nos permite trazer uma análise fluente dos seus princípios no contexto brasileiro.

Na perspectiva da Bioética percebe-se que há o compromisso dos profissionais de saúde em garantir o direito do idoso focado na intervenção na pessoa (no indivíduo) como pessoa dotada de direitos, com autonomia e que possui uma história de vida.

Outrossim, as discussões referentes ao campo da Bioética possuem uma tônica importante em pesquisas epidemiológicas de diagnóstico situacional sobre a crescente preocupação da violência contra o idoso nos contextos das práticas de saúde.

2

A CARACTERIZAÇÃO DA VIOLÊNCIA À PESSOA IDOSA NO CENÁRIO BRASILEIRO NO PERÍODO DE 2020–2023

2.1 A violência a pessoa idosa e suas características

Conforme descrito na metodologia, foi realizada a opção de identificar as notificações de violência em cada ano especificamente para verificação das variáveis objetivando confirmação das ocorrências e suas características sociodemográficas.

Das informações coletadas foram realizadas 408.395 mil denúncias no período de 2020 a 2023, sendo 21,6% em 2020, 19,8% em 2021, 23,5% em 2022 e 35,1% em 2023.

No período delineado, ocorreram 88.329 notificações de denúncias em 2020, 80.675 notificações em 2021, 95.796 notificações em 2022 e 143.595 em 2023 (Tabela 1).

Tabela 1 – Denúncias de violência contra a pessoa idosa por ano no país (Brasil, 2020–2023)

	2020		2021		2022		2023	
Denúncias de violência contra a pessoa idosa por ano no país (Brasil)	FA (n)	FR (%)	FA (n)	FR (%)	FA (n)	FR (%)	FA (n)	FR (%)
Denúncias por ano	88.329	21,6%	80.675	19,8%	95.796	23,5%	143.595	35,1%
TOTAL	408.395 (100,00%)							

Fonte: Ministério dos Direitos Humanos e da Cidadania

Observa-se que as notificações de violência contra a pessoa idosa vítima de violência tiveram uma diminuição de 2020 a 2021, no entanto, em 2022 a 2023 ocorreu uma elevação. Também é destaque quanto à faixa etária de 80 anos ou mais do idoso vítima de violência com elevado percentual de denúncias inclusive no ano de 2022 e 2023 no período, conforme mostra a Tabela 2.

Tabela 2 – Faixa etária do idoso vítima de violência (Brasil, 2020–2023)

Faixa Etária da Vítima	2020		2021		2022		2023	
	FA (n)	FR (%)	FA (n)	FR (%)	FA (n)	FR (%)	FA (n)	FR (%)
60–64 anos	14.178	16,05%	13.058	16,19%	15.591	16,28%	21.313	14,84%
65–69 anos	13.180	14,92%	12.264	15,20%	14.629	15,27%	21.183	14,75%
70–74 anos	15.493	17,54%	13.849	17,17%	16.821	17,56%	25.628	17,85%
75–79 anos	11.613	13,15%	10.958	13,58%	13.752	14,36%	22.030	15,34%
80 anos ou mais	27.147	30,73%	24.870	30,83%	31.700	33,09%	49.264	34,31%
N/D	6.718	7,61%	5.676	7,04%	3.303	3,45%	4.177	2,91%
TOTAL	88.329	100,00%	80.675	100,00%	95.796	100,00%	143.595	100,00%

Fonte: Ministério dos Direitos Humanos e da Cidadania

A faixa etária de 80 anos ou mais é a que mais chama atenção, pois apresenta o maior número absoluto de casos e o maior percentual relativo em todos os anos analisados. O aumento de casos de 2020 para 2023 é muito expressivo, passando de 27.147 para 49.264, e o percentual relativo cresceu de 30,73% para 34,31%. Isso indica que os idosos com 80 anos ou mais são um grupo particularmente vulnerável à violência, e essa vulnerabilidade tem se acentuado ao longo dos anos.

A análise da Tabela 2 revela que, embora todas as faixas etárias tenham experimentado um aumento no número de casos de violência contra idosos de 2020 a 2023, a faixa etária de 80 anos ou mais destaca-se como a mais afetada, tanto em termos absolutos quanto relativos. Isso sugere que a idade avançada é um fator de risco significativo para a violência contra idosos, e que há uma necessidade urgente de políticas e intervenções direcionadas a proteger essa população particularmente vulnerável. Essa característica denota o fator vulnerabilidade associado a idade em detrimento do tipo de dependência do idoso.

No entanto, quanto ao sexo feminino (69,22%) da pessoa idosa vítima de violência as informações denotam uma elevação nos três períodos da pesquisa observando-se uma elevação das denúncias no ano de 2022 (Tabela 3).

Tabela 3 – Sexo do idoso vítima de violência (Brasil, 2020–2023)

Análise por Perfil da Vítima – Sexo	2020		2021		2022		2023	
	FA (n)	FR (%)	FA (n)	FR (%)	FA (n)	FR (%)	FA (n)	FR (%)
Feminino	59.788	67,71%	54.666	67,74%	65.825	69,22%	97.058	67,59%
Masculino	23.894	27,06%	21.443	26,57%	27.274	28,68%	42.988	29,94%
N/D	4.614	5,23%	4.590	5,69%	1.999	2,10%	3.549	2,47%
TOTAL	88.329	100,00%	80.675	100,00%	95.796	100,00%	143.595	100,00%

Fonte: Ministério dos Direitos Humanos e da Cidadania

Observa-se que o sexo feminino vítima de violência na terceira idade nos três períodos da pesquisa foi preponderante. Isso sugere que as mulheres idosas são um grupo particularmente vulnerável à violência, e essa vulnerabilidade se acentuou em 2022.

Com relação a raça/cor do idoso vítima de violência a raça/cor branca teve um percentual elevado no período pesquisado sendo 35,58% em 2020, 40,81% em 2021, 46,72% em 2022 e 46,32% em 2023 respectivamente. A raça/cor parda também apresentou a mesma característica de elevação sendo a segunda maior notificação de denúncia. Observa-se que no decorrer do período o item não declarado (N/D) teve uma diminuição em 2022, mas em 2023 houve um aumento (Tabela 4).

Os dados percentuais apresentados na Tabela 4 indicam uma tendência de aumento nos casos de violência contra idosos da raça/cor branca ao longo do período de 2020 a 2023.

Tabela 4 – Raça/cor do idoso vítima de violência (Brasil, 2020–2023)

Raça/ Cor da Vítima	2020		2021		2022		2023	
	FA (n)	FR (%)	FA (n)	FR (%)	FA (n)	FR (%)	FA (n)	FR (%)
Branca	31.429	35,58%	32.924	40,81%	44.757	46,72%	66.520	46,32%
Parda	20.904	23,67%	22.500	27,89%	29.987	31,30%	43.032	29,97%
Preto	7.876	8,92%	7.711	9,56%	10.380	10,84%	15.482	10,78%
Amarelo	356	0,40%	442	0,55%	776	0,81%	631	0,44%
Indígena	271	0,31%	204	0,25%	282	0,29%	438	0,31%
N/D	27.493	31,13%	16.894	20,94%	9.614	10,04%	17.492	12,18%
TOTAL	88.329	100,00%	80.675	100,00%	95.796	100,00%	143.595	100,00%

Fonte: Ministério dos Direitos Humanos e da Cidadania

A raça/cor parda também mostrou um aumento nos percentuais de violência ao longo dos anos, começando com 23,67% em 2020, subindo para 27,89% em 2021, 31,30% em 2022 e chegando a 29,97% em 2023. Apesar de uma leve queda em 2023 em comparação com 2022, a tendência geral é de crescimento.

Os idosos de raça/cor preta apresentaram um aumento nos percentuais de 8,92% em 2020 para 10,78% em 2023, indicando também um crescimento, embora mais moderado em comparação com as raças/cores branca e parda. Para as categorias amarelo e indígena, os percentuais se mantiveram relativamente baixos e com variações menores ao longo dos anos. A raça/cor amarela começou com 0,40% em 2020 e teve uma diminuição para 0,44% em 2023, enquanto a raça/cor indígena variou de 0,31% em 2020 para 0,31% em 2023, mantendo-se estável.

O item não declarado (N/D) apresentou uma diminuição significativa de 31,13% em 2020 para 10,04% em 2022, seguido de um aumento para 12,18% em 2023. Isso pode indicar uma melhoria na coleta de dados ou na disposição dos indivíduos em declarar a raça/cor em 2022, com uma leve regressão em 2023.

Os dados indicam que a violência contra idosos brancos e pardos tem aumentado ao longo do tempo, com uma proporção maior de casos envolvendo idosos brancos. A tendência de aumento também se aplica, em menor grau, aos idosos pretos. As categorias amarelo e indígena mantêm-se com percentuais baixos e estáveis. A variação no item não declarado sugere mudanças na coleta de dados no período pesquisado.

Sobre o grau de instrução do idoso vítima de violência houve um percentual maior no ensino fundamental incompleto no período de 2020 a 2022, sendo o ano de 2021 com 16,29% em relação ao seu total de denúncias. O mesmo ocorreu como segundo percentual de análise o item analfabeto com 10% em 2021. Ainda assim, talvez por falta de informação o número de pessoas não declarante do seu grau de instrução foi elevado (Tabela 5).

Tabela 5 – Grau de instrução do idoso vítima de violência (Brasil, 2020–2023)

Grau de Instrução da Vítima	2020		2021		2022		2023	
	FA (n)	FR (%)	FA (n)	FR (%)	FA (n)	FR (%)	FA (n)	FR (%)
Analfabeto	6.642	7,52%	8.108	10,05%	9.096	9,50%	9.802	6,83%
Ensino Fundamental Incompleto	9.477	10,73%	13.138	16,29%	14.534	15,17%	12.418	8,65%
Ensino Fundamental Completo	2.656	3,01%	3.038	3,77%	3.346	3,49%	3.219	2,24%

	2020		2021		2022		2023	
Grau de Instrução da Vítima	FA (n)	FR (%)	FA (n)	FR (%)	FA (n)	FR (%)	FA (n)	FR (%)
Ensino Médio Incompleto	938	1,06%	1.145	1,42%	1.394	1,46%	1.580	1,10%
Ensino Médio Completo	4.413	5,00%	6.048	7,50%	6.983	7,29%	7.327	5,10%
Superior Incompleto	400	0,45%	566	0,70%	732	0,76%	722	0,50%
Superior Completo	2.404	2,72%	2.974	3,69%	3.841	4,01%	3.011	2,10%
Pós-Graduação	210	0,24%	265	0,33%	373	0,39%	320	0,22%
Mestrado	31	0,04%	36	0,04%	66	0,07%	85	0,06%
Doutorado	22	0,02%	42	0,05%	59	0,06%	44	0,03%
Pós-Doutorado	7	0,01%	6	0,01%	8	0,01%	15	0,01%
N/D	61.129	69,21%	45.309	56,16%	55.364	57,79%	105.052	73,16%
TOTAL	88.329	100,00%	80.675	100,00%	95.796	100,00%	143.595	100,00%

Fonte: Ministério dos Direitos Humanos e da Cidadania

O ensino médio completo teve 5% em 2020 e tendo elevação em 2021 com 7,50% e 2022 com 7,29%, sendo que em 2023 foi de 5,10%. Conforme o grau de instrução se eleva o quantitativo diminui no período pesquisado. A variação no item não declarado foi também elevada sugerindo mudanças na coleta de dados no período pesquisado.

Na faixa de renda do idoso vítima de violência observa-se que até um salário mínimo o percentual nesse item foi elevado de 2020 a 2022. É notório que conforme a faixa de renda se eleva no mesmo período há uma diminuição do quantitativo das denúncias. Assim como ocorreu na variável grau de instrução, o número de pessoas não declarantes da faixa de renda foi elevado (Tabela 6).

Tabela 6 – Faixa de renda do idoso vítima de violência (Brasil, 2020–2023)

Faixa de Renda da Vítima	2020		2021		2022		2023	
	FA (n)	FR (%)	FA (n)	FR (%)	FA (n)	FR (%)	FA (n)	FR (%)
Até 1 salário mínimo	17.911	20,28%	19.367	24,01%	19.854	20,73%	3.378	2,35%
1 a 3 salários mínimos	13.414	15,19%	14.113	17,49%	13.597	14,19%	7.408	5,16%
3 a 5 salários mínimos	2.485	2,81%	2.877	3,57%	4.419	4,61%	6.430	4,48%
5 a 15 salários mínimos	1.329	1,50%	1.597	1,98%	1.985	2,07%	550	0,38%
Acima de 15 salários mínimos	269	0,30%	364	0,45%	247	0,26%	215	0,15%
N/D	52.921	59,91%	42.357	52,50%	55.694	58,14%	125.614	87,48%
TOTAL	88.329	100,00%	80.675	100,00%	95.796	100,00%	143.595	100,00%

Fonte: Ministério dos Direitos Humanos e da Cidadania

Foi também destaque de 1 a 3 salários mínimos com 15,19% em 2020, 17,49% em 2021 e 14,19% em 2022. No entanto em 2023 foi de 5,16%. A variação no item não declarado foi também elevada sugerindo alguma dificuldade do denunciante em declarar a informação no período pesquisado.

Sobre a relação suspeito e idoso vítima de violência foi identificado que o(a) filho(a) também teve um percentual elevado sendo 47,78% em 2020, 47,07% em 2021, 50,25% em 2022 e 56,29% em 2023 em detrimento dos demais suspeitos da denúncia. Outros membros da família também foram referendados como suspeito da denúncia de violência, sendo 18,83% em 2020 com diminuição nesse item de 2021 a 2023 (Tabela 7).

Tabela 7 – Relação suspeito e idoso vítima de violência (Brasil, 2020–2023)

Relação Suspeito X Vítima	2020		2021		2022		2023	
	FA (n)	FR (%)	FA (n)	FR (%)	FA (n)	FR (%)	FA (n)	FR (%)
Filho(a)	42.204	47,78%	37.975	47,07%	48.134	50,25%	80.826	56,29%
Familiar	9.699	10,98%	21.476	26,62%	16.827	17,57%	23.127	16,11%
Marido/Esposa	2.954	3,34%	4.939	6,12%	5.014	5,23%	5.298	3,69%
Prestador de serviço	474	0,54%	1.318	1,63%	2.075	2,17%	2.072	1,44%
Cuidador(a)	1.251	1,42%	1.126	1,40%	1.532	1,60%	1.580	1,10%
Enteado(a)	466	0,53%	421	0,52%	515	0,54%	739	0,51%
Ex-marido(esposa)/Ex-companheiro(a)	962	1,09%	1.088	1,35%	1.222	1,28%	1.445	1,01%
Desconhecido	731	0,83%	820	1,02%	1.705	1,78%	1.227	0,85%
Vizinho(a)	5.851	6,62%	5.703	7,07%	6.236	6,51%	8.262	5,75%
Outros	16.632	18,83%	4.853	6,02%	6.653	6,94%	7.734	5,39%
N/D	7.105	8,04%	956	1,19%	5.883	6,14%	11.285	7,86%
TOTAL	88.329	100,00%	80.675	100,00%	95.796	100,00%	143.595	100,00%

Fonte: Ministério dos Direitos Humanos e da Cidadania

Algum membro da família (no item familiar) também teve um percentual de 10,98% em 2020, 26,62 em 2021, 17,57% e 16,11% em 2022. Também foi notório o(a) marido(esposa) como possível agressor na sua relação com o idoso vítima de violência sendo 3,34% em 2020, 6,12% em 2021, 5,23% em 2022 e 3,69% em 2023.

Quanto ao cenário da violação do idoso vítima de violência ocorreram grande parte das denúncias e violações na casa onde reside o idoso vítima e o suspeito da violência seguido da própria casa da vítima de 2020 a 2022. É notório que as violações também seguiram a mesma proporção.

No quantitativo total das violações o ano de 2023 teve uma elevação compreendendo-se que nesse item de análise ainda tivemos a identificação de pessoas idosas vítimas de violência que não definiram o cenário da violação da ocorrência da denúncia (Tabela 8).

Tabela 8 – Cenário da violação do idoso vítima de violência (Brasil, 2020–2023)

Cenário da Violação		2020 FA (n)	2020 FR (%)	2021 FA (n)	2021 FR (%)	2022 FA (n)	2022 FR (%)	2023 FA (n)	2023 FR (%)
Casa de Familiar	Denúncias	450	0,51%	340	0,42%	438	0,46%	698	0,49%
	Violações	11.648	3,09%	1.176	0,35%	2.746	0,47%	3.699	0,44%
Casa onde reside a vítima e o suspeito	Denúncias	47.764	54,08%	41.929	51,97%	43.243	45,14%	58.992	41,08%
	Violações	222.839	59,04%	189.787	56,50%	288.838	49,17%	381.578	45,34%
Casa da vítima	Denúncias	31.460	35,62%	31.170	38,64%	41.466	43,29%	69.210	48,20%
	Violações	123.466	32,71%	120.471	35,87%	243.965	41,53%	382.566	45,46%
ILPI	Denúncias	889	1,01%	1.296	1,61%	1.608	1,68%	3.285	2,29%
	Violações	2.679	0,71%	4.890	1,46%	9.917	1,69%	19.161	2,28%
Outros	Denúncias	7.021	7,95%	5.907	7,32%	8.678	9,06%	11.199	7,80%
	Violações	13.465	3,57%	19.424	5,78%	40.210	6,85%	53.961	6,41%
Não definiu (N/D)	Denúncias	745	0,84%	33	0,04%	363	0,38%	211	0,15%
	Violações	3.345	0,89%	139	0,04%	1.724	0,29%	662	0,08%
TOTAL	Denúncias	88.329	100,00%	80.675	100,00%	95.796	100,00%	143.595	100,00%
	Violações	377.442	100,00%	335.887	100,00%	587.400	100,00%	841.627	100,00%

Fonte: Ministério dos Direitos Humanos e da Cidadania

2.2 O perfil do agressor do idoso vítima de violência

Conforme as denúncias de violência contra pessoas idosas por região no Brasil, foram registradas 88.329 notificações em 2020, 80.675 em 2021, 95.796 em 2022 e 143.595 em 2023. Destaca-se que a Região Sudeste apresentou o maior número de denúncias ao longo do período estudado, representando 54,63% em 2020, 54,02% em 2021, 54,38% em 2022 e 53,54% em 2023. A Região Nordeste também se destacou, com percentuais de 20,09% em 2020, 21,33% em 2021, 19,93% em 2022 e 19,90% em 2023 (Tabela 9).

Tabela 9 – Denúncias de violência contra a pessoa idosa por região no país (Brasil, 2020–2023)

Denúncias de Violência contra a pessoa idosa por Região no País (Brasil)	2020		2021		2022		2023	
	FA (n)	FR (%)	FA (n)	FR (%)	FA (n)	FR (%)	FA (n)	FR (%)
Região Norte	4.292	4,86%	4.051	5,02%	4.370	4,56%	7.271	5,06%
Região Nordeste	17.744	20,09%	17.212	21,33%	19.093	19,93%	28.578	19,90%
Região Centro-Oeste	6.042	6,84%	5.501	6,82%	6.408	6,69%	10.025	6,98%
Região Sudeste	48.256	54,63%	43.579	54,02%	52.092	54,38%	76.885	53,54%
Região Sul	11.040	12,50%	9.960	12,35%	13.212	13,79%	20.289	14,13%
N/D	955	1,08%	372	0,46%	621	0,65%	547	0,38%
TOTAL	88.329	100,00%	80.675	100,00%	95.796	100,00%	143.595	100,00%

Fonte: Ministério dos Direitos Humanos e da Cidadania

A Região Sul em 2020 teve 12,50%, em 2021 chegou a 12,35% e em 2022 a 13,79%. Em 2023, a Região Sul registrou 14,13%. Portanto, a Região Sul apresentou variações ao longo dos anos, com um aumento em 2023 em comparação com os anos anteriores.

A Região Centro-Oeste obteve um percentual de 6,84% em 2020, 6,82% em 2021, 6,69% em 2022 e 6,98% em 2023. Em relação à Região Norte a ocorrência de violência contra o idoso foi de 4,86% em 2020, 5,02% em 2021, 4,56% em 2022 e 5,06% em 2023.

Nas características demográficas a Região Sudeste ostenta o maior percentual de idosos, representando 17% da população total, seguida pela Região Sul, com 16,5%. A Região Nordeste abriga 14%, enquanto o Centro-Oeste conta com 12,1%. A Região Norte apresenta a menor proporção de idosos, com apenas 10,2%, conforme dados do Instituto Brasileiro de Geografia e Estatística (IBGE, 2022).

Quanto ao sexo do suspeito de agressão contra pessoas idosas, observou-se predominância do gênero masculino ao longo do período estudado, representando 48,16% em 2020, 44,57% em 2021, 44,63% em 2022 e 45,93% em 2023. O sexo feminino teve percentuais de 37,43% em 2020, 34,81% em 2021, 38,91% em 2022 e 42,16% em 2023. Vale ressaltar que, nas denúncias realizadas, uma parcela considerável foi classificada como não declarado (N/D), representando 14,42% em 2020, 20,62% em 2021, 16,46% em 2022 e 11,91% em 2023 (Tabela 10).

Tabela 10 – Sexo do suspeito de agressão contra a pessoa idosa (Brasil, 2020–2023)

Perfil do Suspeito – Sexo	2020		2021		2022		2023	
	FA (n)	FR (%)	FA (n)	FR (%)	FA (n)	FR (%)	FA (n)	FR (%)
Masculino	42.535	48,16%	35.957	44,57%	42.755	44,63%	65.948	45,93%
Feminino	33.061	37,43%	28.080	34,81%	37.276	38,91%	60.543	42,16%
N/D	12.733	14,42%	16.638	20,62%	15.765	16,46%	17.104	11,91%
TOTAL	88.329	100,00%	80.675	100,00%	95.796	100,00%	143.595	100,00%

Fonte: Ministério dos Direitos Humanos e da Cidadania

No que diz respeito à faixa etária dos suspeitos de agressão contra idosos, a idade entre 40–49 anos representou 14,66% em 2020, 20,27% em 2021, 21,02% em 2022 e 20,65% em 2023, sendo seguida pela faixa etária de 30–39 anos, que registrou 12,25% em 2020, 16,12% em 2021, 16,14% em 2022 e 15,11% em 2023. Destaca-se uma oscilação em 2023 na faixa etária de 50–59 anos, com 15,54%. O item não declarado (N/D) teve uma presença elevada em comparação aos demais, mas apresentou uma diminuição ao longo do período estudado, possivelmente devido a um esclarecimento mais eficaz acerca das notificações durante o período pandêmico (Tabela 11).

Tabela 11 – Faixa etária do suspeito de agressão contra a pessoa idosa (Brasil, 2020–2023)

Perfil do Suspeito – Faixa Etária	2020		2021		2022		2023	
	FA (n)	FR (%)	FA (n)	FR (%)	FA (n)	FR (%)	FA (n)	FR (%)
12–19 anos	1.155	1,31%	1.303	1,62%	1.730	1,81%	2.562	1,78%
20–29 anos	5.058	5,73%	6.156	7,63%	7.388	7,71%	10.279	7,16%
30–39 anos	10.822	12,25%	13.002	16,12%	15.458	16,14%	21.692	15,11%
40–49 anos	12.947	14,66%	16.354	20,27%	20.133	21,02%	29.646	20,65%
50–59 anos	9.088	10,29%	11.743	14,56%	15.202	15,87%	22.313	15,54%
60–69 anos	4.855	5,50%	6.437	7,98%	8.125	8,48%	11.204	7,80%
70–79 anos	1.655	1,87%	2.318	2,87%	2.762	2,88%	3.667	2,55%
80 anos ou +	493	0,56%	599	0,74%	727	0,76%	904	0,63%
N/D	42.256	47,84%	22.763	28,22%	24.271	25,34%	41.328	28,78%
TOTAL	88.329	100,00%	80.675	100,00%	95.796	100,00%	143.595	100,00%

Fonte: Ministério dos Direitos Humanos e da Cidadania

Quanto à variável raça/cor do suspeito de agressão contra pessoas idosas, a raça/cor branca apresentou percentuais superiores em comparação às demais, totalizando 28,45% em 2020, 30,54% em 2021, 26,32% em 2022 e 30,93% em 2023. A raça/cor parda registrou 21,98% em 2020, 23,85% em 2021, 20,05% em 2022 e 23,74% em 2023. É importante observar que o item não declarado também apresentou um percentual elevado durante o período estudado (Tabela 12).

Tabela 12 – Raça/Cor do suspeito de agressão contra a pessoa idosa (Brasil, 2020–2023)

Perfil do Suspeito – Raça/Cor	2020		2021		2022		2023	
	FA (n)	FR (%)	FA (n)	FR (%)	FA (n)	FR (%)	FA (n)	FR (%)
Branca	25.131	28,45%	24.637	30,54%	25.218	26,32%	44.416	30,93%
Parda	19.419	21,98%	19.244	23,85%	19.206	20,05%	34.084	23,74%
Preta	6.237	7,06%	5.843	7,24%	5.912	6,17%	9.913	6,90%
Amarela	249	0,28%	305	0,38%	354	0,37%	304	0,21%
Indígena	123	0,14%	110	0,14%	89	0,09%	205	0,14%
N/D	37.170	42,08%	30.536	37,85%	45.017	46,99%	54.673	38,07%
TOTAL	88.329	100,00%	80.675	100,00%	95.796	100,00%	143.595	100,00%

Fonte: Ministério dos Direitos Humanos e da Cidadania

Em sequência ao demonstrativo sobre o agressor quanto à raça/cor preta a ocorrência de denúncias foi de 7,06% em 2020, 7,24% em 2021, 6,17% em 2022 e 6,90% em 2023. Embora na raça/cor amarela e indígena tenha um percentual menor em relação aos demais, houve a ocorrência de violência, que cabe evidenciar no demonstrativo da Tabela 12.

Quanto ao nível de instrução dos suspeitos de agressão contra pessoas idosas durante o período investigado, observou-se que, em 2020, 6,10% tinham ensino médio completo, enquanto em 2021 esse percentual aumentou para 8,43%, reduzindo para 4,78% em 2022. O ensino médio completo apresentou a maior frequência ao longo do período analisado. Notavelmente, o item não declarado (N/D) registrou percentuais significativos em todo o período (Tabela 13).

Tabela 13 – Grau de instrução do suspeito de agressão contra a pessoa idosa (Brasil, 2020–2023)

Perfil do Suspeito – Grau de Instrução	2020		2021		2022		2023	
	FA (n)	FR (%)	FA (n)	FR (%)	FA (n)	FR (%)	FA (n)	FR (%)
Analfabeto	1.033	1,17%	1.206	1,49%	789	0,82%	-----	-----
Ensino Fundamental Incompleto	4.751	5,38%	6.737	8,35%	4.258	4,44%	-----	-----
Ensino Fundamental Completo	1.913	2,17%	2.403	2,98%	1.376	1,44%	Neste	-----
Ensino Médio Incompleto	1.456	1,65%	1.703	2,11%	971	1,01%	Período	-----
Ensino Médio Completo	5.385	6,10%	6.804	8,43%	4.576	4,78%	Sem	-----
Ensino Superior Incompleto	688	0,78%	774	0,96%	466	0,49%	registro	-----
Ensino Superior Completo	2.754	3,12%	3.737	4,63%	2.544	2,66%	-----	-----
Pós-Graduação	107	0,12%	127	0,16%	68	0,07%	-----	-----
Mestrado	28	0,03%	38	0,05%	17	0,02%	-----	-----
Doutorado	34	0,04%	30	0,04%	23	0,02%	-----	-----

	2020		2021		2022		2023	
Perfil do Suspeito – Grau de Instrução	FA (n)	FR (%)	FA (n)	FR (%)	FA (n)	FR (%)	FA (n)	FR (%)
Pós-Doutorado	54	0,06%	9	0,01%	2	0,00%	-----	-----
N/D	70.126	79,39%	57.107	70,79%	80.706	84,25%	-----	-----
TOTAL	88.329	100,00%	80.675	100,00%	95.796	100,00%	143.595	100,00%

Fonte: Ministério dos Direitos Humanos e da Cidadania

Na sequência das informações sobre o grau de instrução do agressor houve também no demonstrativo o ensino fundamental incompleto com 5,38% em 2020, 8,35% em 2021 e 4,44% em 2022. Também houve o item analfabeto com um percentual menor de 1,17% em 2020, 1,49% em 2021 e 0,82% em 2022.

Outro aspecto de relevância é que, no ano de 2023, apesar do elevado número de denúncias de violência contra idosos (143.595), não houve registro do nível de instrução. Isso pode indicar uma possível falha no processo de registro da denúncia ou a falta de orientação por parte do denunciante ao fornecer as informações pertinentes sobre a violência identificada (Tabela 13).

Na Tabela 14, em relação à renda mensal dos suspeitos de agressão contra idosos, observou-se que, em 2020, 6,33%, em 2021, 7,30%, e em 2022, 3,56% tinham uma renda de até 1 salário mínimo, representando um percentual superior em comparação com outras faixas salariais. É notável que o item não declarado também apresentou um percentual elevado ao longo do período de estudo.

VIOLÊNCIA AO IDOSO NA PERSPECTIVA DA BIOÉTICA: UMA ANÁLISE NECESSÁRIA

Tabela 14 – Renda mensal do suspeito de agressão contra a pessoa idosa (Brasil, 2020–2023)

Perfil do Suspeito – Renda Mensal	2020		2021		2022		2023	
	FA (n)	FR (%)	FA (n)	FR (%)	FA (n)	FR (%)	FA (n)	FR (%)
Até 1 salário mínimo	5.594	6,33%	5.890	7,30%	3.413	3,56%	-----	-----
1-3 salários mínimos	4.911	5,56%	5.088	6,31%	3.302	3,45%	Neste	-----
3-5 salários mínimos	1.246	1,41%	1.438	1,78%	1.006	1,05%	Período	-----
5-15 salários mínimos	704	0,80%	887	1,10%	611	0,64%	Sem	-----
Acima de 15 salários mínimos	231	0,26%	246	0,30%	220	0,23%	registro	-----
N/D	75.643	85,64%	67.126	83,21%	87.244	91,07%	-----	-----
TOTAL	88.329	100,00%	80.675	100,00%	95.796	100,00%	143.595	100,00%

Fonte: Ministério dos Direitos Humanos e da Cidadania

De 1-3 salários mínimos houve 5,56% em 2020, 6,31% em 2021 e 3,45% em 2023. Na sequência de 3-5 salários mínimos houve a ocorrência de 1,41% em 2020, 1,78% em 2021, e 1,05% em 2022. Conforme a faixa salarial se eleva, observa-se uma redução no número de denúncias.

No período de 2023, apesar do aumento significativo nas denúncias de violência contra idosos, totalizando 143.595, em comparação com anos anteriores, não houve registros na variável de renda mensal. Esse fato é considerado limitante, possivelmente devido a alguma dificuldade no processo de registro da denúncia ou à falta de orientação do denunciante em fornecer as informações pertinentes sobre a violência detectada (Tabela 14).

No que diz respeito à relação entre o suspeito agressor e o idoso vítima de violência, observou-se que os filhos representaram um percentual elevado, totalizando 47,78% em 2020, 47,07% em 2021, 50,25% em 2022 e 56,29% em 2023, em comparação com outros suspeitos denunciados. Outros membros da família, assim como o cônjuge, também foram apontados como suspeitos da agressão nas denúncias de violência (Tabela 15).

Tabela 15 – Relação suspeito de agressão e vítima violência (Brasil, 2020–2023)

Relação Suspeito X Vítima	2020		2021		2022		2023	
	FA (n)	FR (%)	FA (n)	FR (%)	FA (n)	FR (%)	FA (n)	FR (%)
Filho(a)	42.204	47,78%	37.975	47,07%	48.134	50,25%	80.826	56,29%
Familiar	9.699	10,98%	21.476	26,62%	16.827	17,57%	23.127	16,11%
Marido/Esposa	2.954	3,34%	4.939	6,12%	5.014	5,23%	5.298	3,69%
Prestador de serviço	474	0,54%	1.318	1,63%	2.075	2,17%	2.072	1,44%
Cuidador(a)	1.251	1,42%	1.126	1,40%	1.532	1,60%	1.580	1,10%
Enteado(a)	466	0,53%	421	0,52%	515	0,54%	739	0,51%
Ex-marido(esposa)/Ex-companheiro(a)	962	1,09%	1.088	1,35%	1.222	1,28%	1.445	1,01%
Desconhecido	731	0,83%	820	1,02%	1.705	1,78%	1.227	0,85%
Vizinho(a)	5.851	6,62%	5.703	7,07%	6.236	6,51%	8.262	5,75%
Outros	16.632	18,83%	4.853	6,02%	6.653	6,94%	7.734	5,39%
N/D	7.105	8,04%	956	1,19%	5.883	6,14%	11.285	7,86%
TOTAL	88.329	100,00%	80.675	100,00%	95.796	100,00%	143.595	100,00%

Fonte: Ministério dos Direitos Humanos e da Cidadania

Ainda na relação suspeito de agressão e o idoso vítima de violência o(a) marido(esposa) teve um percentual de 3,34% em 2020, 6,12% em 2021, 5,23% em 2022 e 3,69% em 2023. A agressão realizada por "outros" teve 18,83% em 2020, 6,02% em 2021, 6,94% em 2022 e 5,39% em 2023.

Como limitação do estudo, destaca-se a presença do item não declarado (N/D) nas variáveis de análise, com ocorrência em quantidades consideráveis. Apesar dessa lacuna, a importância do estudo proposto não é inviabilizada, pois possibilita o estabelecimento de estratégias de acolhimento e assistência tanto ao idoso quanto ao agressor.

3

ANÁLISE DAS CARACTERÍSTICAS DA VIOLÊNCIA À PESSOA IDOSA NO CENÁRIO BRASILEIRO NO PERÍODO DE 2020–2023

Na análise das características da violência à pessoa idosa, foi identificado que a Região Sudeste apresentou o maior número de denúncias ao longo do período estudado, representando 54,63% em 2020, 54,02% em 2021, 54,38% em 2022 e 53,54% em 2023. A Região Nordeste também se destacou, com percentuais de 20,09% em 2020, 21,33% em 2021, 19,93% em 2022 e 19,90% em 2023 (Gráfico 1).

Gráfico 1 – Denúncias de violência contra a pessoa idosa por região no país (Brasil, 2020–2023)

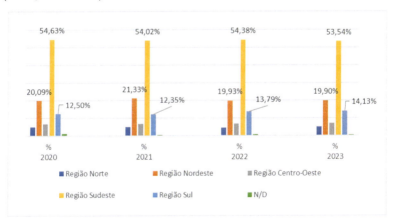

Fonte: Ministério dos Direitos Humanos e da Cidadania

Diante desse cenário, é crucial analisar e identificar as políticas públicas que possam prevenir e reduzir casos de violência. Além disso, é essencial examinar quais políticas incorporam a violência como uma questão relevante para a saúde da população idosa, avaliar sua abrangência e verificar se estão sendo avaliadas quanto à eficácia em atender às necessidades dessa população diante das experiências de violência, assim como os resultados alcançados (Souza; Mendes, 2021).

Neste estudo ocorreram 88.329 notificações de denúncias em 2020, 80.675 notificações em 2021 e 95.796 notificações em 2022. Outrossim, foram também destaque 377.442 violações em 2020, 335.887 violações em 2021, 587.400 violações em 2022 e 143.595 em 2023. Nessas notificações de violência contra a pessoa idosa vítima de violência ocorreu diminuição de 2020 a 2021, no entanto em 2023 ocorreu uma elevação ainda expressiva (Gráfico 2).

Gráfico 2 – Denúncias de violência contra a pessoa idosa por ano no país (Brasil, 2020–2023)

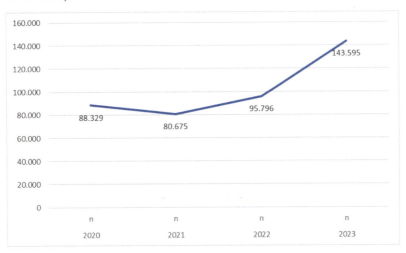

Fonte: Ministério dos Direitos Humanos e da Cidadania

Outro aspecto relevante foi quanto à faixa etária de 80 anos ou mais do idoso vítima de violência com elevado percentual de denúncias inclusive no ano de 2023. Essa característica pode evidenciar o fator vulnerabilidade associado a idade em detrimento da extensão de cuidados desenvolvidos pelo cuidador responsável (Gráfico 3).

Gráfico 3 – Faixa etária do idoso vítima de violência (Brasil, 2020–2023)

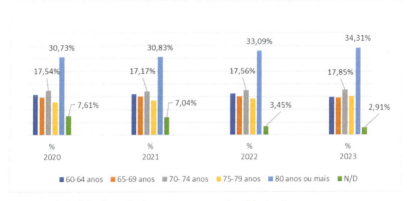

Fonte: Ministério dos Direitos Humanos e da Cidadania

Ribeiro *et al.* (2021) num estudo desenvolvido na Região Sul do Brasil identificaram três categorias relevantes sobre o idoso vítima de violência: a primeira sobre a vulnerabilidade e a intensificação dos cuidados ao idoso; no entanto, na segunda categoria a negação da vulnerabilidade e o sofrimento no âmbito familiar. Por último, a terceira categoria vislumbrou a ocorrência da violência familiar. Para todas essas questões foi determinante o acolhimento e a necessidade da organização multidisciplinar para assistência ao idoso bem como o planejamento de estratégias na saúde pública com vistas à diminuição do risco e possíveis danos.

As instâncias governamentais possuem o dever de desenvolver e direcionar políticas públicas visando a ações potenciais de resolutividade como tentativa de diminuir os impactos causados pela pandemia da covid-19 durante o período de isolamento social em detrimento das ocorrências de violência ao idoso. Na mesma proporção há a importância de implementar ações reais de proteção social que venham a trazer impactos positivos de saúde com cooperação federal, estadual e municipal (Nora, 2021).

Neste estudo foram destaque os dados quanto ao sexo feminino com 69,22% de mulheres idosas vítimas de violência, percentual elevado no período da pesquisa observando-se uma elevação das denúncias no ano de 2022 (Gráfico 4).

Gráfico 4 – Sexo do idoso vítima de violência (Brasil, 2020–2023)

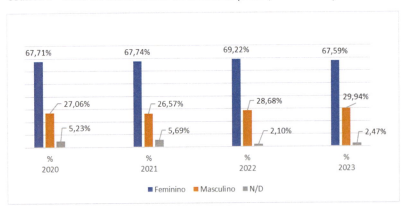

Fonte: Ministério dos Direitos Humanos e da Cidadania

Na violência de idosas/mulheres geralmente vulneráveis, verificam-se evidências em nossa sociedade por meio das desigualdades de gênero, tais como no acesso ao emprego, na diferença de salário, nas taxas elevadas de feminicídio e abuso sexual. Outrossim, são aspectos importantes que se refletem na velhice que devem ser discutidos e fomentar medidas judiciais visando à prevenção dessas ocorrências (Sousa *et al.*, 2021).

O abuso contra mulheres idosas é um tema que cresce diariamente no contexto mais amplo da violência no âmbito familiar. Esse fenômeno requer visibilidade social, tanto por parte das autoridades quanto da sociedade como um todo. Além disso, merece atenção especial dos profissionais de saúde que atuam na rede (Vitorino, 2021).

Em São Paulo foi desenvolvido um estudo em que houve uma incidência elevada de violência em idosas dentro de um total de 1.217 idosos que sofreram violência. Desse total cerca de 69,5% eram do sexo feminino, entre 60 a 69 anos (35,8%). A tipificação da violação foi por negligência (33,1%) e na residência (92,9%) da própria idosa. É destaque que a autoria da violência foi realizada por homens (55,6%) e caracterizada como corporal (24,4%) (Lopes; D'Elboux, 2021).

Em virtude dos dados apresentados, a identificação de políticas públicas são importantes para auxiliar a população vítima de violência no sentido de atender com eficácia visando o alcance de resultados positivos e que possam prevenir e reduzir os casos de violência (Souza; Mendes, 2021).

Em relação à raça/cor do idoso vítima de violência neste estudo, a branca teve um percentual elevado no período de pesquisa sendo 35,58% em 2020, 40,81% em 2021, 46,72% em 2022 e 46,32% em 2023 respectivamente. A raça/cor parda também apresentou a mesma característica de elevação sendo a segunda maior notificação de denúncia. Também é importante destacar que no período o item não declarado (N/D) teve uma diminuição em 2022, mas em 2023 houve um aumento (Gráfico 5).

Gráfico 5 – Raça/cor do idoso vítima de violência (Brasil, 2020–2023)

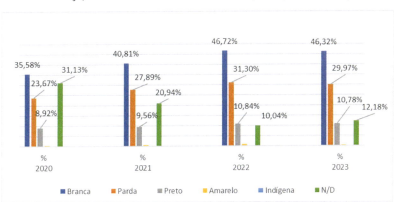

Fonte: Ministério dos Direitos Humanos e da Cidadania

No estudo de Ranzani *et al.* (2023) realizado no estado de São Paulo esse demonstrativo também evidenciou similaridade das ocorrências em maior quantitativo na raça/cor do idoso branca seguido da parda. No entanto, em outros estudos é referido que quanto a raça/cor existe uma tendência de pessoas idosas pardas e negras naturalizarem as ocorrências consideradas ofensivas, em alguns casos por já terem vivenciado outras situações semelhantes (Chang; Levy, 2021; Alves *et al.*, 2020).

Osorio (2003) explica que a raça/cor à qual o indivíduo pertence geralmente é atestada pelo próprio por meio de uma autodeclaração sendo menos contestado cientificamente em relação a outras atribuições porque leva em consideração as questões de ordem sociocultural com as de ordem biológica. Apesar de alguns estudos apresentarem em seus resultados que grupos pardos e pretos compartilham questões socioeconômicas semelhantes, há a existência do risco de violência; no entanto, não há associações determinantes entre as categorias de cor branca e negra em relação à violência física, financeira ou abandono/negligência.

A identificação da raça/cor nas notificações geralmente é abordada de forma pouco contestada cientificamente em comparação com outras determinações, uma vez que leva em consideração as normas socioculturais em vez de critérios biológicos. Apesar de alguns estudos apresentarem resultados indicando que outros grupos raciais/étnicos podem estar relacionados a problemas socioeconômicos que contribuem para a ocorrência de violência, não há evidências de relação entre a categoria de cor branca e as demais no que diz respeito à violência (Osorio, 2003).

Quanto ao grau de instrução do idoso vítima de violência houve um percentual elevado no período de 2020 a 2022 no ensino fundamental incompleto, sendo o ano de 2021 com 16,29% em relação ao seu total de denúncia. Também foi elevado o item analfabeto com 10% em 2021. Ainda assim, o número de pessoas não declarantes do seu grau de instrução foi elevado.

No estado de São Paulo esse demonstrativo (Ranzani *et al.*, 2023) também evidenciou que pessoas idosas com baixa escolaridade são vítimas mais frequentes de todos os tipos de violência. Isso reforça que idosos com ensino fundamental incompleto necessitam maior atenção ao potencial risco de violência (Silva; Hino; Fernandes, 2022; Plante; Tufford; Shute, 2022).

No entanto, é importante destacar que idosos com um nível de escolaridade elevada não é um fator protetivo quanto a violência. Em algumas situações de notificação, idosos com grau de instrução elevado e com renda favorável podem se sentir constrangidos na realização da denúncia não buscando acolhimento para a situação vivenciada (Silva; Hino; Fernandes, 2022; Plante; Tufford; Shute, 2022).

Um aspecto de relevância é que, no ano de 2023, apesar do elevado número de denúncias de violência contra idosos (143.595), não houve registro do nível de instrução em relação ao agressor. Isso pode indicar uma possível falha no processo de registro da denúncia ou a falta de orientação por parte do denunciante ao fornecer as informações pertinentes sobre a violência identificada.

Outro fator crucial diz respeito às pessoas que optam por não declarar seu grau de instrução, o que pode ser atribuído a falhas no preenchimento da notificação de violência contra idosos, resultando em um impacto significativo na visibilidade do perfil da vítima e do agressor. Essa omissão corresponde a limitações inerentes ao processo de coleta de dados (Rocha *et al.*, 2018).

Na faixa de renda das denúncias do idoso vítima de violência observa-se que até um salário mínimo o percentual nesse item foi elevado de 2020 a 2022. É notório que conforme a faixa de renda se eleva no mesmo período há uma diminuição do quantitativo das denúncias. Assim como ocorreu na variável grau de instrução, o número de pessoas não declarantes da faixa de renda foi elevado.

Quanto ao sexo do suspeito de agressão contra pessoas idosas, observou-se predominância do gênero masculino ao longo do período estudado, representando 48,16% em 2020, 44,57% em 2021, 44,63% em 2022 e 45,93% em 2023 (Gráfico 6).

Gráfico 6 – Sexo do suspeito de agressão contra a pessoa idosa (Brasil, 2020–2023)

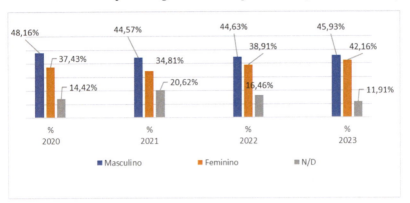

Fonte: Ministério dos Direitos Humanos e da Cidadania

Um estudo conduzido no estado de São Paulo, que investigou as notificações de violência contra idosos com base nas características do agressor, também destacou a predominância do sexo masculino (Ranzani *et al.*, 2023). Apesar de esta pesquisa evidenciar uma maior incidência de agressores do sexo masculino em território brasileiro, é crucial considerar outras regiões do país, nas quais outras evidências possam igualmente ser significativas.

Outra pesquisa realizada na cidade de Tubarão, no estado de Santa Catarina, abrangendo os anos de 2013 a 2019, revelou que o perfil do agressor estava distribuído, aproximadamente, entre 47,1% de pessoas do sexo feminino e 47,3% do sexo masculino. Em outras palavras, a proporção de denúncias de agressões foi mais elevada no sexo masculino, embora de forma quase equivalente à agressão realizada por pessoas do sexo feminino (Kestering; Kock; Feldens, 2022).

Ainda sobre o perfil do agressor quanto à sua faixa etária, na idade entre 40–49 anos houve um destaque de 14,66% em 2020, 20,27% em 2021, 21,02% em 2022 e 20,65% em 2023, sendo seguida pela faixa etária de 30–39 anos, que registrou 12,25% em 2020, 16,12% em 2021, 16,14% em 2022 e 15,11% em 2023. Destaca-se uma oscilação em 2023 na faixa etária de 50–59 anos, com 15,54%. O item não declarado teve um percentual elevado (Gráfico 7).

Gráfico 7 – Faixa etária do suspeito de agressão contra a pessoa idosa (Brasil, 2020–2023)

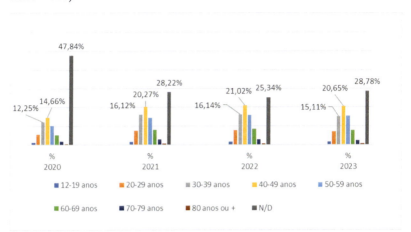

Fonte: Ministério dos Direitos Humanos e da Cidadania

Uma característica significativa, conforme indicado em outro estudo, é que agressores na faixa etária de 25 a 59 anos possuem maior capacidade física do que os idosos, aumentando o potencial de lesões graves no corpo, com chances de resultar em sequelas ou complicações (Ranzani *et al.*, 2023). Essa informação suscita reflexões preocupantes, especialmente no que diz respeito ao declínio da qualidade de vida do idoso e à sua própria situação de vulnerabilidade (Lopes *et al.*, 2018).

Na raça/cor do suspeito de agressão, a branca apresentou percentuais superiores em comparação às demais, totalizando 28,45% em 2020, 30,54% em 2021, 26,32% em 2022 e 30,93% em 2023. É destaque que o item não declarado também apresentou um percentual elevado (Gráfico 8).

Gráfico 8 – Raça/Cor do suspeito de agressão contra a pessoa idosa (Brasil, 2020–2023)

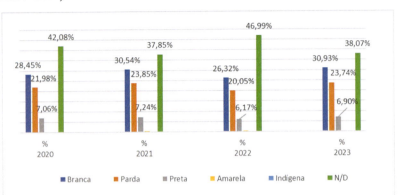

Fonte: Ministério dos Direitos Humanos e da Cidadania

Um estudo conduzido na cidade de Caruaru, localizada no estado de Pernambuco e situada na Região Nordeste do Brasil, abordou a violência contra idosos na região, revelando um percentual significativo de agressores da raça/cor branca, que alcançou 42% (Lopes *et al.*, 2018). Adicionalmente, nesse estudo, também foi observada a não declaração da raça/cor.

Com relação ao suspeito da violência e o idoso vítima de violência foi identificado que o(a) filho(a) também teve um percentual elevado sendo 47,78% em 2020, 47,07% em 2021, 50,25% em 2022 e 56,29% em 2023 em detrimento dos demais suspeitos da denúncia. Outros membros da família também foram referendados como suspeito da denúncia de violência (Gráfico 9).

Gráfico 9 – Relação suspeito de agressão e vítima violência (Brasil, 2020–2023)

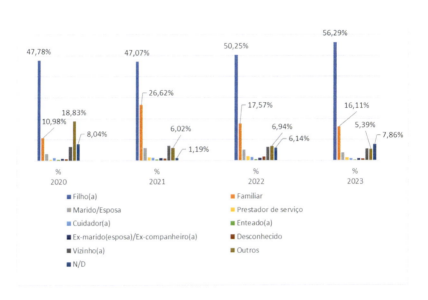

Fonte: Ministério dos Direitos Humanos e da Cidadania

Em um estudo conduzido no município de Aracaju, em Sergipe, foi enfatizado que os próprios filhos foram identificados como suspeitos de agressão em 49,4% dos casos de violência (Santos *et al.*, 2020). Essa constatação evidencia a falta de preparo da família do idoso para oferecer suporte e a ausência da estrutura necessária para cuidados adequados. Além disso, as dinâmicas relacionais entre os membros da família indicam a prevalência de filhos agressores mais jovens. Em muitos casos, esses agressores, além de possuírem laços familiares, são financeiramente dependentes das aposentadorias dos idosos.

Quanto ao cenário da violação do idoso vítima de violência ocorreram grande parte das denúncias e violações na casa onde reside o idoso vítima e o suspeito da violência seguido da própria casa da vítima de 2020 a 2022. É notório que as violações também seguiram a mesma proporção.

Em outro estudo essa característica também mostrou a ocorrência das violações em grande parte no âmbito residencial com agressões realizadas por familiares, sendo os(as) filhos(as) com ocorrência elevada durante a pandemia do SARS-CoV-2. A atenção deve ser direcionada não somente ao idoso vítima de violência, mas também ao(a) agressor(a) (Ferreira; Hino; Taminato; Fernandes, 2019).

No período de 2023, apesar do aumento significativo nas denúncias de violência contra idosos, totalizando 143.595, em comparação com anos anteriores, não houve registros na variável de renda mensal em relação ao agressor. Esse fato é considerado limitante, possivelmente devido a alguma dificuldade no processo de registro da denúncia ou à falta de orientação do denunciante em fornecer as informações pertinentes sobre a violência detectada.

Também no quantitativo total das violações o ano de 2023 teve uma elevação compreendendo-se que nesse item de análise ainda tivemos a identificação de pessoas idosas vítimas de violência que não definiram o cenário da violação da ocorrência da denúncia.

No contexto macroestrutural, a viabilidade de estratégias e políticas sociais que sensibilizem a sociedade sobre os direitos e necessidades dos idosos é crucial. Além disso, é essencial implementar iniciativas que facilitem o acesso a serviços de saúde, assistência, previdência social e rede de proteção. Políticas direcionadas ao apoio econômico de famílias de baixa renda são necessárias para mitigar as crescentes desigualdades sociais, as quais têm propensão a aumentar durante e após a pandemia. Garantir os direitos dos idosos é fundamental nesse contexto (Moraes *et al.*, 2020).

A principal limitação deste estudo foi durante a coleta de dados a observação dos registros de denúncias de violência apresentando em cada variável analisada o item não declarado (N/D). São perdas importantes de informações, o que não inviabiliza as informações coletadas, uma vez que são apresentados dados da pesquisa importantes sobre as características das agressões sofridas pelas pessoas idosas, ainda escassas na literatura, que possam vislumbrar políticas públicas de saúde visando a medidas de proteção a idosos.

Outrossim, também não houve registro nos itens grau de instrução e renda mensal do suspeito de agressão contra a pessoa idosa no ano de 2023. A ausência dessas informações pode ser caracterizada como limitante e demonstra dificuldade do denunciante para realizar notificação da infração de violência. No entanto, essa ausência é importante de ser detectada porque direciona novas estratégias de notificação e no preenchimento adequado dos registros.

As variáveis presentes no Painel de Dados da Ouvidoria Nacional de Direitos Humanos e nas fichas de atendimento ao idoso, em situações de violência, frequentemente não são devidamente preenchidas. Em muitos casos, as informações relacionadas ao agressor não são registradas adequadamente, resultando em uma subnotificação de dados. Assim, recomenda-se a implementação de diretrizes que orientem os usuários a fornecerem as informações de maneira apropriada, tanto em relação à vítima quanto ao agressor, a fim de obter uma compreensão mais precisa dessa realidade (Santos *et al.*, 2020).

3.1 O ano de 2023: algumas reflexões

Diante das informações apresentadas cabe fazer algumas considerações em relação ao ano de 2023 em detrimento dos anos anteriores que são foco de análise. Observa-se que no ano de 2023 o quantitativo de denúncias de violência ao idoso teve uma elevação significativa com 143.595 de registros efetuados.

Essa informação é relevante porque os dados da Ouvidoria Nacional de Direitos Humanos mostram um aumento de 66,7% nas situações de violência contra idosos em comparação ao ano de 2022. Em 2022 foram registradas um total de 95.796 denúncias em todo o país.

Um outro aspecto notório evidenciado nos dados apresentados foi que em 2023 as variáveis grau de instrução e renda mensal do suspeito de agressão não teve registros no ano referido.

O manual de enfrentamento à violência contra a pessoa idosa aborda a importância da prevenção e do combate à violência contra essa parcela da população. Destacam-se como principais formas de violência como a familiar, o abuso financeiro, a negligência, e os abusos físico, psicológico e sexual. Esse documento destaca a importância da educação e conscientização da sociedade, com ênfase na divulgação de como denunciar e apoio às vítimas com fortalecimento das redes de apoio. Também é oportuna a capacitação dos profissionais que efetuam o acolhimento nesse tipo de situação favorecendo a promoção do envelhecimento ativo e saudável, com vistas ao respeito e à valorização dos idosos (Brasil, 2014).

Outrossim, alguns aspectos apresentados nas variáveis do ano de 2023 coadunam com os dados evidenciados nos anos anteriores e não ocorreu diminuição das denúncias de violência contra o idoso no ano referido, mesmo após a declaração da Organização Mundial da Saúde (OMS) anunciar o fim da Emergência de Saúde Pública de Importância Internacional referente à covid-19, caracterizado pela tendência de queda nas mortes por covid-19, o declínio nas hospitalizações e internações em unidades de terapia intensiva relacionadas à doença, bem como os altos níveis de imunidade da população (OMS, 2023).

O demonstrativo do período estudado destaca que os filhos, parentes e cônjuges são os principais agressores na relação com o idoso vítima de violência e o ano de 2023 demonstra que não ocorreu diminuição das denúncias. Pelo contrário, evidenciou uma elevação significativa, o que pode nos levar a inferir que a ampla divulgação das denúncias ocorrerem no Painel da Ouvidoria Nacional de Direitos Humanos foi vislumbrado como possibilidade de resolutividade da população frente à ocorrência.

Monteiro e Lopes (2023) destacam que nesse contexto existem quatro fatores que contribuem para a ocorrência da violência, quais sejam: a idade avançada, a perda da autonomia e da independência tendo que necessitar do cuidado de terceiros; a disfunção familiar que eleva o risco para a violência; a deficiência de direitos sociais protetivos que visam minimizar a violência; e a incapacidade e a propensão a depressão em virtude de atos de violência no domicílio.

Os agressores são responsáveis por abusos e negligências muitas vezes evidenciados por choque de gerações e a notoriedade da imposição do isolamento social durante a pandemia da covid-19, que levou a convivência intensa nas residências e à própria falta de condições para efetuar os cuidados aos idosos, principalmente aqueles com faixa etária de 80 anos ou mais, conforme demonstrado no período estudado.

É importante que a sociedade brasileira esteja ciente das questões relacionadas à saúde dos idosos, com foco nos princípios éticos da beneficência e justiça. Essa conscientização deve refletir-se no âmbito educacional e no ensino da formação básica da sociedade, resultando em impactos positivos para a coletividade. Busca-se, assim, um movimento social dedicado à educação e à saúde dos idosos, promovendo a interação entre família e cuidador e, consequentemente, contribuindo para a redução dos casos de maus-tratos contra os idosos (Camacho, 2023).

No âmbito social as instâncias governamentais podem fomentar a prevenção e o combate à violência contra os idosos por meio de ações como: a educação e conscientização com campanhas que evidenciem os direitos dos idosos sobre os diferentes tipos de violência e a orientação sobre como efetuar a denúncia (Brasil, 2014).

Também é oportuno por meio da sociedade encorajar a denúncia e oferecer apoio às vítimas e um amplo fortalecimento das redes de apoio que se apresentam como possibilidade (serviços de assistência social, saúde, segurança e jurídico) aos idosos vítimas de violência.

Existem diversos órgãos e instituições responsáveis pela promoção e defesa dos direitos dos idosos no Brasil, como a Secretaria Nacional de Promoção e Defesa dos Direitos da Pessoa Idosa, os Conselhos de Direitos da Pessoa Idosa, Ministério Público, Defensoria Pública, Delegacias Especializadas, Organizações Não Governamentais e Entidades da Sociedade Civil (Brasil, 2014). Esses órgãos e instituições podem contribuir na prevenção e combate à violência contra os idosos, estabelecendo uma sociedade justa e solidária conforme os princípios da justiça e da solidariedade por meio da perspectiva da Bioética.

Ainda no âmbito social o destaque para o respeito e valorização dos idosos traz a promoção da cultura do respeito, valorização da inclusão e combate a visões deturpadas e preconceituosas em relação à idade. Nesse aspecto, o incentivo a políticas públicas e a implementação de programas são oportunos na promoção do envelhecimento ativo, saudável e participativo com a perspectiva da redução dos fatores de risco para a ocorrência da violência (Brasil, 2014).

Um outro aspecto relevante que cabe nestas reflexões é em relação à capacitação de profissionais da área da saúde e de outras áreas que efetuam o acolhimento no processo de denúncia da violência ao idoso. Isso envolve a identificação, intervenção e prevenção como possibilidade.

No caso dos enfermeiros, no estudo de Santos *et al.* (2023), há uma escassez de recursos. São necessárias medidas governamentais que precisam de fato ser implementadas para que a população possa vislumbrar a gravidade dessa situação no cenário brasileiro. Essa situação afeta a qualidade de vida do idoso de múltiplas formas, seja ela física, emocional, afetiva ou psicológica. É preciso uma educação permanente por meio da análise do processo de trabalho e do processo crítico e inclusivo com estratégias de intervenção a curto, médio e longo prazo para a promoção da saúde, visando assim resolver ou diminuir a violência.

Ainda sobre o ano de 2023 em relação aos anos anteriores, Alexandre Silva (Brasil, 2023), secretário nacional dos Direitos

Humanos da Pessoa Idosa, em uma entrevista na Agência Brasil, avaliou que os números vinham sendo subnotificados e que o aumento no número de denúncias pode significar maior confiança nas instituições por parte do público a respeito de futuras providências. É contextualizado que o período pandêmico nos colocou essas dificuldades de maneira extrema para os idosos e as soluções passam por ações educativas. Ele esclarece que as ações para minimizar as violências devem estar centradas no fortalecimento das parcerias com os estados e municípios.

A utilização dos protocolos existentes favorece a sensibilização de profissionais e do poder público quanto à importância da existência deles, porque podem sustentar a assistência e acolhimento do idoso vítima de violência, possibilitando a prevenção e o atendimento efetivo principalmente na rede de atenção à saúde (Conceição *et al.*, 2023).

Para tanto, é preciso a análise da prevalência da violência no âmbito familiar principalmente ressaltando a importância da atenção dos Serviços Sociais e da Estratégia Saúde da Família; a importância da prevenção, redução e combate na sociedade relacionados à violência ao idoso. Com isso a sociedade tem um destaque por meio da educação, da denúncia e do fortalecimento das redes de apoio com a promoção do respeito e a valorização do idoso (Brasil, 2014).

Um outro aspecto a ser mencionado é a continuidade da ocorrência da violência à mulher idosa e o agressor do sexo masculino em maior percentual no período estudado. Esse fator é corroborado nos dados demonstrados e incorre na necessidade da educação voltada para compreensão do envelhecimento como algo natural no curso da vida humana, bem como a compreensão do respeito à mulher no processo de envelhecer.

Nessas reflexões que consideramos pertinentes, há o destaque para a prevenção e a promoção da superação da violência por meio de um trabalho interdisciplinar devidamente articulado como premissa para a garantia da dignidade e o respeito aos direitos do idoso.

Em virtude dos dados apresentados consideramos relevantes essas reflexões referentes ao período estudado e em especial o ano de 2023 que nos trouxeram algumas evidências que irão subsidiar a análise Bioética no capítulo a seguir.

4

ANÁLISE DA VIOLÊNCIA AO IDOSO NA PERSPECTIVA DA BIOÉTICA

O processo de envelhecimento, como uma fase na vida de qualquer indivíduo, não deve ser negligenciado. As leis e diretrizes brasileiras estabelecem os direitos dos idosos como universais. Portanto, para criar um ambiente favorável ao envelhecimento saudável, com respeito à vida e aos valores dos idosos, é essencial considerar a autonomia, garantindo assim a preservação de seus direitos (Oliveira; Machado; Dadalto, 2020).

A problemática da violência contra a pessoa idosa é de grande relevância, destacando a importância de sensibilizar tanto o idoso quanto a família, a sociedade e o Estado sobre a responsabilidade ética nesse contexto. Ignorar essa questão torna-se impossível diante do alerta sobre a violência direcionada aos idosos.

No país, durante o período de março a junho de 2020, marcado por um severo isolamento social, observou-se um aumento significativo nas denúncias, ultrapassando 60% do total registrado em 2019. Um aspecto relevante é que, segundo o Ministério dos Direitos Humanos e da Cidadania, aproximadamente 83% dessas denúncias foram atribuídas a familiares como responsáveis (Brasil, 2023).

A Região Sudeste em termos de concentração populacional de idosos se destaca com o maior registro de denúncias de violência em todo o período da pesquisa. Essa situação ficou evidente em 2023 com um percentual elevado em relação aos anos anteriores deste estudo, nos levando a inferir que a ampla divulgação da importância e conscientização das denúncias tem encorajado a população a efetivá-las.

Essa forma de violência pode manifestar-se de várias maneiras, incluindo a física, a sexual (predominantemente direcionada a mulheres idosas), a psicológica (envolvendo xingamentos e ofensas), o abandono (negligência das suas necessidades e privação de cuidados), a institucional, a estrutural (que deveria ser abordada pelo Estado) e a financeira/patrimonial, na qual a dignidade humana é desrespeitada em diversos contextos legais. Em resumo, trata-se de um amplo espectro de manifestações de violência, e os profissionais de saúde, ao identificarem tais situações, devem denunciá-las para as intervenções necessárias, adaptadas a cada caso específico (Camacho, 2023).

Com o objetivo de preservar a dignidade, sugere-se a aplicação da mediação de conflitos por meio de intervenções voltadas para o cuidador principal, visando à saúde física e mental. Adicionalmente, evidenciam-se os desafios relacionados ao envelhecimento e às possíveis doenças associadas aos idosos, destacando a relevância de capacitar os responsáveis pelo cuidado como medida preventiva contra formas de violência decorrentes de negligência. Para a eficácia dessas abordagens, a visibilidade da equipe multidisciplinar é crucial no atendimento à pessoa idosa vítima de violência (Matos *et al.*, 2021).

Para garantir o sucesso na detecção de casos de violência, é essencial promover a integração entre a equipe de saúde e a criação de fluxos e serviços especializados para idosos, com o intuito de oferecer suporte e estrutura adequada para aqueles que foram vitimados. Para alcançar esse objetivo, é imperativo simplificar as intervenções entre os profissionais de saúde, uma vez que os idosos em situação de violência demandam uma assistência ágil, incluindo encaminhamentos personalizados conforme a natureza específica da violência em questão (Alarcon *et al.*, 2021).

A relevância da abordagem ética e bioética na discussão sobre a violência contra idosos ganha destaque em sua essência social no panorama brasileiro. Sua manifestação se desenha em múltiplas interfaces, envolvendo aspectos institucionais e sociopolíticos que se entrelaçam no contexto do dia a dia brasileiro. Diante dessas considerações, a preservação da dignidade humana deve ser assegurada, superando obstáculos políticos e estruturais existentes, que constituem pontos cruciais de análise, como a promoção da autonomia e a necessidade de um planejamento estratégico de intervenção (Ruiz; Queiroz, 2007).

Diante de problemas éticos, particularmente em casos de violação de direitos, torna-se crucial abordar a violência do idoso sob a perspectiva da bioética principialista. Nesse contexto, a bioética, enquanto estudo sistemático da conduta humana e princípio orientador para diversas práticas éticas profissionais delineadas nos códigos deontológicos, oferece um espaço propício para a reflexão dos profissionais sobre sua atuação.

Nesse contexto, Ribeiro *et al.* (2021), em um estudo realizado na Região Sul do Brasil, identificaram três categorias relevantes relacionadas ao idoso vítima de violência. A primeira aborda a vulnerabilidade e a intensificação dos cuidados ao idoso. Porém, na segunda categoria, destaca-se a negação da vulnerabilidade e o sofrimento no âmbito familiar. Por fim, a terceira categoria aborda a ocorrência de violência no contexto familiar. Em todas essas questões, o acolhimento e a necessidade de uma abordagem multidisciplinar para a assistência ao idoso foram determinantes, assim como o planejamento de estratégias na saúde pública visando à redução do risco e possíveis danos.

Neste estudo isso ficou muito evidente quando detectado que a faixa etária que mais obtive denúncias de violência foi de 80 anos ou mais. É fato que a vulnerabilidade e a intensificação dos cuidados ao idoso com o avançar da idade se elevam e mostram a ausência de assistência e informação aos familiares.

Também foi destaque nos dados analisados que a mulher idosa é vítima de violência constantemente. O período de 2020 a 2023 destaca que em detrimento ao sexo masculino as taxas de violência estiveram acima de 50% também demonstrando vulnerabilidade como característica de gênero.

As mulheres enfrentam uma maior vulnerabilidade à violência, uma condição justificada pelas desigualdades de gênero em todas as faixas etárias, sendo essa vulnerabilidade intensificada durante o envelhecimento. Nas interações sociais e familiares, ocorrem maus-tratos que afetam a integridade, abrangendo aspectos físicos, psicológicos e patrimoniais. Além disso, há privação de liberdade, frequentemente associada aos direitos individuais, sexuais e de expressão, bem como violações à segurança física, psicológica e econômica. Essas violações estendem-se aos direitos sociais, incluindo alimentação, saúde, segurança, assistência ao desamparado, moradia, lazer, previdência social, transporte, trabalho e educação. Direitos civis e políticos, como propriedade, retenção de documentos, livre exercício do poder familiar, acesso à informação, memória e verdade, cultura, participação democrática, voto e elegibilidade, e nacionalidade, também são afetados. A vida em si está relacionada a ameaças como homicídio, incitação ao suicídio e automutilação (Brasil, 2024).

O machismo é evidente na sociedade patriarcal brasileira no estudo de Oliveira *et al.* (2023) quando sugerem que as idosas evitem alguns comportamentos para a não ocorrência da violência e quando atribuem ao machismo um fator desencadeante da violência contra a mulher idosa.

A necessidade que se faz presente é a sensibilidade na assistência ao idoso sobre a sua vulnerabilidade com a preservação de sua autonomia. A vulnerabilidade é importante para se fazer presente a razão crítica, como um apontamento relevante da autonomia, enquanto respeito da decisão e proteção (Silva, 2002).

A violência aos idosos tanto no âmbito familiar quanto institucional constitui um fenômeno com diversas interfaces em virtude das experiências complexas e de caráter relacional diante das suas questões sociais no plano familiar, na saúde pública, nas políticas de assistência interdisciplinar, no estado de bem-estar, na bioética e no próprio direito (Vitorino, 2021).

No âmbito macroestrutural, é imperativo implementar estratégias e políticas sociais que visem sensibilizar a sociedade acerca dos direitos e necessidades dos idosos. Além disso, torna-se urgente promover medidas que facilitem o acesso a serviços de saúde, assistência, previdência social e rede de proteção. A criação de políticas voltadas ao suporte econômico de famílias de baixa renda é crucial para mitigar as crescentes desigualdades sociais, especialmente aquelas que tendem a se agravar durante e após a pandemia. Além disso, garantir os direitos da pessoa idosa deve ser uma prioridade nesse contexto (Rodrigues; Chiaravalloti-Neto; Fhon, 2021).

No que diz respeito ao princípio ético da justiça há situações conjuntas à condição de desagregação familiar e de pobreza em que vive a maioria da população, especialmente os idosos. Esse tipo de situação, demonstrada nos dados quanto à renda tanto do idoso quanto do suspeito da agressão, indica a necessidade de programas mais efetivos de acolhimento e cuidado a essa parcela da população.

A recorrência de violência experimentada por idosos, juntamente com as características tanto da vítima quanto do agressor, pode aumentar a vulnerabilidade do idoso a episódios repetidos de violência. Essas constatações destacam a necessidade de fornecer atendimento adequado a essa população idosa. Além disso, a importância de ações que busquem detectar precocemente a violência e oferecer suporte apropriado às vítimas e aos familiares agressores é imperiosa. Essas medidas visam evitar a persistência das agressões no dia a dia dos idosos, prevenindo a cronicidade dessas situações e proporcionando o suporte necessário para que as famílias possam cuidar adequadamente dos idosos (Pampolim; Leite, 2021).

A aceitação passiva da violência contra os idosos não pode ser justificada pela restrição da autonomia, especialmente em uma sociedade que experimenta vastos avanços tecnológicos, promovendo a disseminação de informações e reforçando constantemente a afirmação de direitos individuais. Além das considerações bioéticas, a inclusão dos idosos no contexto da pandemia nos convida a refletir sobre o direito à autonomia, permitindo que eles decidam por si próprios, reconhecendo-os como detentores do maior capital que sustenta suas famílias. Essa realidade é visível e palpável na sociedade brasileira (Camacho; Abreu; Mata; Santos, 2013).

A bioética orienta essas reflexões e contribui para o diálogo com a sociedade, considerando a realidade sociocultural. Por outro lado, uma educação que valorize o desenvolvimento dos valores éticos precisa ser incorporada desde o ensino fundamental para que seja possível enfrentar os desafios do envelhecimento populacional. O processo de envelhecimento é uma fase natural na vida humana que não pode ser ignorada, e, portanto, não deve ser marcada pela violência (Garrafa; Azambuja, 2009).

Os profissionais de saúde reconhecem de maneira notável que a violência gera diversos malefícios, podendo resultar em consequências significativas para a vítima idosa, como a perda de autonomia, independência e até mesmo da qualidade de vida (Klaine; Kurogi, 2023).

Portanto, os princípios bioéticos compreendem a autonomia como a aceitação de que a pessoa tenha o poder de decidir sobre seu tratamento, garantindo informações adequadas para que ela exerça sua capacidade de escolha, levando em conta suas crenças, desejos e valores pessoais (Beauchamp; Childress, 2001). A beneficência estabelece a obrigação moral de promover o bem ao outro, enquanto o princípio da não maleficência implica que o profissional não deve causar danos ou malefícios ao paciente. O princípio da justiça refere-se à igualdade no cuidado assistencial, considerando as necessidades específicas de cada indivíduo. Além disso, são considerados referenciais bioéticos como utilidade, confidencialidade, veracidade e fidelidade (Schlemper, 2018).

Isso, sem dúvida, nos alerta para as ações ou omissões que podem prejudicar a integridade física e emocional das pessoas idosas, conforme definido pela Organização Mundial da Saúde

(OMS, 2002). Com o aumento da população idosa no Brasil e as projeções demográficas indicando um crescimento contínuo nas próximas décadas, estima-se que até 2060 a parcela da população com mais de 65 anos representará aproximadamente 25% do total de habitantes (IBGE, 2020).

Nesse contexto, a amplitude da população idosa assume uma importância crucial nas políticas públicas e na sociedade em geral. Isso se deve ao fato de que, ao se tornarem mais vulneráveis a alterações no estado de saúde e a dependências para as atividades diárias, eles se tornam mais propensos a situações de violência, aumentando significativamente a probabilidade de internação (Bittencout; Silva, 2018; Almeida; Aguiar, 2011).

4.1 A justiça e autonomia do idoso: uma ênfase Bioética

O embate de valores entre o benefício coletivo, evidenciado por medidas de distanciamento social (durante a pandemia da covid-19), e a restrição das liberdades individuais cria um terreno fértil para a reflexão bioética, proporcionando um ambiente propício para a discussão e o aprimoramento das práticas de cuidado. Em tempos de pandemia, a tomada de decisões envolve inerentemente riscos, erros e acertos. Não há uma resposta absolutamente correta para o problema, tornando-se crucial adotar abordagens que sejam compreendidas e aceitas pela população (Nora, 2021).

A questão relevante que emerge diz respeito à sensibilidade na prestação de assistência e acolhimento aos idosos, considerando sua vulnerabilidade em relação à preservação da autonomia. A vulnerabilidade desempenha um papel importante ao trazer à tona a necessidade de uma abordagem crítica, destacando a autonomia no contexto das decisões e da proteção (Silva, 2002).

Nesse contexto, é relevante destacar que as pessoas idosas que são vítimas de abuso apresentam uma incidência significativa nas unidades de emergência, locais que frequentemente atendem esse grupo populacional e possibilitam a identificação de casos de abuso. Recomenda-se que a assistência seja prestada de maneira precoce, contribuindo para a melhoria da qualidade de vida desses indivíduos e resultando em economias no sistema de saúde. Em geral, nessas circunstâncias, a internação é comum, e posteriormente são identificadas ocorrências de abuso psicológico, exploração financeira e negligência nos cuidados (Moura *et al.*, 2020).

Os profissionais de saúde devem embasar suas decisões em evidências científicas, assumindo o compromisso de proporcionar cuidados de qualidade a todos os indivíduos. O cuidado prestado pelos profissionais da atenção primária à saúde deve orientar casos suspeitos, considerando as especificidades da ocorrência e reconhecendo sinais de alerta, ao mesmo tempo em que monitoram a evolução clínica desses casos. É crucial evitar interpretações bioéticas simplistas que conduzam a deliberações baseadas em um único princípio (Nora, 2021).

Na sociedade brasileira, uma questão premente é a dificuldade de compreender a singularidade dos idosos e a falta de consideração pela sua autonomia. Observa-se uma lacuna no reconhecimento do processo de envelhecimento, que frequentemente promove a divisão da vida em fases cronológicas (infância, adolescência, idade adulta e velhice), resultando na criação de estereótipos de natureza econômica, cultural e social (Oliveira; Machado; Dadalto, 2020).

Além disso, associar características negativas ao indivíduo idoso pode servir como ponto de partida para desrespeitar sua autonomia, sugerindo erroneamente que a idade compromete sua capacidade de discernimento e habilidade essencial para tomar decisões. Isso, por sua vez, viola diretamente sua dignidade (Machado; Garrafa, 2020).

Considera-se a importância do conforto fundamentado na bioética, buscando um acolhimento que possa influenciar positivamente a transformação de pensamentos e ações. Essa abordagem direciona a reflexão para uma prática holística, reconfortante e humanizada em relação aos idosos. Sob essa perspectiva, é fundamental promover os princípios bioéticos que podem guiar os profissionais de saúde a tomar decisões e agir de maneira adequada, considerando o idoso em sua totalidade (Cardoso *et al.*, 2019).

A aceitação naturalizada da violência contra os idosos não pode ser justificada pela limitação da autonomia, especialmente em uma sociedade caracterizada por avanços tecnológicos significativos que facilitam o acesso à informação e promovem a afirmação contínua dos direitos individuais. Além das considerações bioéticas, a reflexão sobre a inclusão dos idosos no contexto da pandemia nos leva a ponderar sobre o direito à autonomia, permitindo-lhes decidir por si mesmos como detentores do principal sustentáculo de suas famílias. Essa realidade é tangível na sociedade brasileira (Camacho *et al.*, 2013).

O princípio da justiça na Bioética se destaca com a importância do acolhimento dos idosos com ênfase nas visitas domiciliares realizadas por uma equipe multidisciplinar. É crucial abordar a compreensão do acolhimento diante da fragilidade do idoso, aplicando afeto e cuidado por parte dos profissionais de saúde. Isso se torna especialmente relevante ao atender idosos vítimas de violência, que se encontram em uma situação de vulnerabilidade em seu próprio ambiente. Utilizando os recursos da unidade de saúde, busca-se agilizar os trâmites legais relacionados aos direitos e ao acesso às políticas públicas de saúde, visando evitar futuras agressões por parte de familiares e promovendo, assim, a prevenção dessas situações (Camacho; Alves, 2015; Zamboni *et al.*, 2011).

É fundamental promover, no contexto familiar e social, a autonomia relacional dos idosos, encorajando um diálogo constante e estimulando suas escolhas em um mundo contemporâneo diversificado. Para que esse processo ocorra de maneira eficaz, é igualmente necessário oferecer aos cuidadores uma rede de suporte que leve em consideração as realidades econômicas e gerenciais, visando prevenir conflitos que poderiam resultar em potenciais casos de violência (Song *et al.*, 2007).

Ressalta-se que, embora haja um aumento nos estudos sobre a violência contra idosos, especialmente nos últimos anos, é necessário aprofundar e disseminar as análises para contribuir para a compreensão dos fatores relacionados à persistência desse problema. Isso permitirá uma prevenção mais eficaz e abordagens adequadas para lidar com a violência contra os idosos (Pampolim; Leite, 2021).

As Diretrizes do Pacto pela Saúde, estabelecidas em 2006 no cenário brasileiro, permitem identificar as prioridades e facilitar a implementação de ações de combate à violência doméstica e institucional, com ênfase na Política Nacional de Saúde da Pessoa Idosa conforme previsto na Portaria n. 2.528 de 2006. Além disso, a Agenda Nacional de Prioridades de Pesquisa em Saúde (ANPPS), especificamente em seu eixo 12 (Saúde do Idoso), subitem 12.5 (Análise da Gestão e das Práticas das Equipes no cuidado direcionado à saúde da pessoa idosa), desempenha um papel significativo nesse direcionamento (Brasil, 2006; Brasil, 2018).

A compreensão da problemática da violência contra a pessoa idosa transcende as políticas públicas de proteção, especialmente no que diz respeito ao enfrentamento, principalmente no contexto familiar. Torna-se essencial uma articulação precisa de ações intersetoriais e multiprofissionais. Isso implica que as autoridades públicas considerem a criação de espaços de convivência e cuidado para a permanência diurna dos idosos, bem como iniciativas de apoio que expandam a rede de cuidados. Dessa forma, é possível minimizar a sobrecarga e os conflitos enfrentados pelas famílias (Pippi *et al.*, 2021).

Essas opções são fundamentais para atingir idosos que vivem de maneira isolada, em áreas remotas, enfrentando desafios de mobilidade e situados em condições de extrema vulnerabilidade emocional, social e econômica. O desenvolvimento de alternativas tecnológicas e científicas fortalece não apenas a saúde mental, mas também os aspectos gerais da saúde, contribuindo para a prevenção de complicações e o tratamento das principais necessidades (Scortegagna *et al.*, 2023).

A violência é uma questão social global que impacta a saúde e os direitos humanos de milhões de idosos em todo o mundo, conforme destacado pela ONU (2017). É reconhecida como um problema de saúde pública, demandando a atenção tanto da comunidade internacional quanto da brasileira, uma vez que está associada ao aumento da morbidade, mortalidade, institucionalização e admissões hospitalares, exercendo um impacto negativo significativo sobre a família e a sociedade, conforme apontado pela Organização Mundial de Saúde (WHO, 2015).

Os desafios destacados nos convidam a reexaminar a indispensável reconstrução das relações vividas com o idoso. Essas ponderações não se desvinculam do contexto global, mas inserem o idoso, reconhecendo a condição humana fortalecida por valores como dignidade, solidariedade, cidadania e fraternidade (Hammerschmidt; Bonatelli; Carvalho, 2020).

Fica claro o alerta para diversos aspectos relevantes relacionados aos idosos: a importância dos laços familiares e interações, bem como a necessidade de uma rede de apoio para os idosos; a intensificação dos desafios enfrentados pelos idosos na sociedade, especialmente com a eclosão da pandemia de covid-19; características que permeiam as concepções socioculturais sobre os seres humanos mais velhos; a necessidade de reestruturar o pensamento e transformar a sociedade diante do contexto que envolve os idosos; reflexões sobre mudanças e experiências decorrentes da pandemia; e a integração de aprendizado e reflexão diante da crise desencadeada em contextos complexos e multidimensionais (Hammerschmidt; Bonatelli; Carvalho, 2020).

Para o enfrentamento da violência ao idoso são necessárias estratégias e ações de articulação entre os setores governamentais voltadas para o acolhimento das denúncias promovendo a cidadania com medidas protetivas. É oportuno valorizar a educação na sociedade voltada para uma cultura da empatia, humanização e solidariedade.

A conscientização da sociedade acerca da violência contra os idosos começa com a disseminação de informações e a preparação das escolas, orientando alunos e pais sobre os cuidados necessários com os idosos que vivem em seus lares. A ênfase em uma educação popular centrada na família busca, a longo prazo, melhorar a qualidade de vida e desencorajar a violência contra os idosos, fornecendo orientações sobre seus direitos e incentivando o diálogo constante (Camacho, 2023).

Com base na análise bioética, que contempla os princípios da justiça e da autonomia, os dados encontrados nos permitem vislumbrar estratégias de ação fundamentadas na realidade do idoso vítima de violência (Figura 1).

Figura 1 – Estratégias de ação ao idoso vítima de violência nos Princípios da Bioética (Justiça e Autonomia)

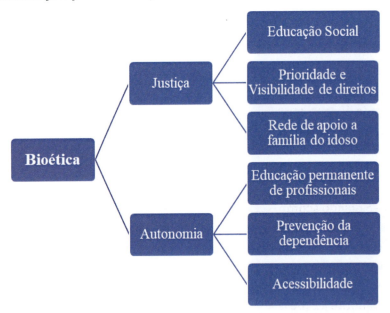

Fonte: autoras (2024)

Os dados sociodemográficos divulgados pelo IBGE (2022) anunciam veementemente a urgência da visibilidade do envelhecimento da população brasileira, o que já era notório em publicações científicas que já destacavam essas informações há alguns anos.

No contexto da análise bioética, no princípio da justiça, há a necessidade da educação da sociedade (**Educação social**). Esse aspecto está voltado para a valorização da pessoa idosa como uma agenda transversal em todos os espaços formativos da sociedade para o avanço na direção da cultura do respeito e garantia de direitos no processo de envelhecimento saudável (Unicovsky; Riegel; Nascimento, 2022).

Surge a necessidade de projetos educacionais para o acesso ao conhecimento e que visem à prevenção dos efeitos da exclusão, repensando a educação, pela conscientização do idoso com características singulares como grupo social, biológico e psicológico, exigindo um novo estilo educativo, com diferentes objetivos e conteúdos (Unicovsky; Riegel; Nascimento, 2022).

Um outro aspecto do princípio da justiça é a **prioridade e a visibilidade de direitos dos idosos.** A legislação brasileira possui diversos mecanismos protetivos direcionados ao idoso. No entanto, a sua efetividade não se mostra eficaz em algumas situações, em virtude do crescente número de idosos que vivem ou já enfrentaram algum tipo de violência muitas vezes justificada pela falta de conhecimento da legislação protetiva, tanto pelos idosos quanto pela sociedade como um todo (Rocha; Rocha, 2020).

A prioridade e a visibilidade de direitos dos idosos é viável com o devido acompanhamento de ações contra a violência, campanhas contínuas e movimentos de sensibilização da sociedade sobre a questão do envelhecimento e os tipos de violências mais comuns nessa etapa da vida em que essas ações estejam associadas a mecanismos de coibição de abusos e de maus-tratos (Brasil, 2014).

Sobre a **rede de apoio à família do idoso,** esta se configura nos cuidados que estabeleçam aliança da família em relação aos serviços de apoio e meios que garantem a qualidade de vida aos cuidadores principais. A convivência familiar pode determinar as características e o comportamento do idoso, em que ocorre a desarmonia, ausência de respeito, entre outros valores. Em algumas situações as relações são carregadas de frustrações com indivíduos deprimidos e agressivos, o idoso torna-se isolado socialmente e com medo de cometer erros e ser punido (Nunes; Gibbs, 2023).

Nesse sentido, com a caracterização dessas situações, os profissionais de saúde devem estimular a articulação de redes de apoio que possam atender às necessidades das pessoas idosas, principalmente aquelas inseridas em ambientes com disfunção familiar (Silva *et al.*, 2023).

Uma especial atenção de propor algum encaminhamento também pode estar nos Serviços Sociais e da Estratégia Saúde da Família de âmbito regional para os lares onde há pessoas idosas para proteção de sua saúde, seu bem-estar e prevenindo o risco à violência. Também é oportuno dar suporte aos familiares que precisam trabalhar e não têm com quem deixar seus familiares idosos, providenciando centros-dia e/ou outras iniciativas (Brasil, 2014).

É preciso uma análise individualizada e personalizada de cada família da situação que se apresenta para que a rede de apoio seja eficaz e atenda às especificidades na realidade em vigência. Ações generalistas com soluções superficiais não ajudam no processo de análise da equipe que realiza o processo de acolhimento.

Com relação à **educação permanente de profissionais** que estão na linha de frente assistindo o idoso vítima de violência, objetiva-se a prevenção e o reconhecimento da violência com ênfase na notificação na maneira como esta se apresenta.

Os profissionais de saúde e de outras instâncias inseridos nos serviços necessitam buscar novos conhecimentos e pesquisas para uma visão integral e ampliada para abordagem dessas situações em virtude da complexidade e transversalidade das ações que precisam de encaminhamento. As políticas públicas voltadas para o enfrentamento da violência intrafamiliar constituem um movimento que exige ações transversais e integradas nas áreas não só da saúde, mas na assistência, na justiça e na segurança, assim como um movimento de ações que priorize a promoção da saúde objetivando o enfrentamento e a diminuição dos agravos decorrentes da violência (Goes; Cezario, 2017).

Esse tipo de perspectiva que vislumbra a educação permanente de profissionais favorece a autonomia nas suas ações nos encaminhamentos de acolhimento e assistência ao idoso vítima de violência. O olhar da Bioética permite detectar o princípio da autonomia em suas múltiplas interfaces da família, do idoso e dos profissionais, não sendo algo estanque, mas que se mostra muito diversificado na realidade dos envolvidos.

A educação permanente de profissionais pode trazer evidências da problemática para que as informações possam chegar ao poder público, e ações voltadas para uma rede de serviços articulada, buscando assim condições para o enfrentamento da violência. É preciso estimular os profissionais para novas possibilidades de intervenção e novas investigações acerca do tema (Goes; Cezario, 2017).

A **prevenção da dependência** com vistas à promoção da autonomia do idoso é uma questão importante de reflexão, sendo necessária a análise de possíveis impedimentos que dificultam o seu exercício e a sua efetividade na consolidação desse direito mesmo havendo respaldos legais para a sua manutenção (Samartini; Cândido, 2021).

É preciso elevar as possibilidades dos idosos ativos e autônomos de prolongarem essa situação por muitos anos, oferecendo-lhes programas sociais, culturais, de voluntariado, de turismo, de lazer e de participação nas várias instâncias de poder (Brasil, 2014).

Numa outra ótica é também verdade analisar que a família possui um papel preponderante na manutenção da autonomia e do poder de decisão do idoso, desde que não encare a velhice somente por meio das perdas (funcional, financeira e social), deixando que o idoso continue executando suas atividades de vida diária, respeitando os limites impostos pelo processo de envelhecer (Pires; Silva, 2001).

Os espaços com **acessibilidade** são uma tônica relevante nas residências e nos espaços públicos onde também se configuram as cenas de violência. É a promoção da autonomia voltada para o cotidiano de vivência do idoso.

É preciso cuidar para que o espaço de circulação das pessoas seja mais seguro e amigável, o que beneficiará a todas as gerações: calçadas, travessias, transportes públicos, parques e jardins, entre outros. As pessoas idosas gostam de sair, fazer compras, passear, de espaços de diálogo e convivência, de estudo, participação de grupos e convenções e possuem o direito de circulação com segurança (Brasil, 2014).

É a cultura do respeito e da paciência para que se torne a locomoção segura com um investimento na troca da velocidade pela segurança ao idoso, vislumbrando aqueles que convivem ou exercem funções profissionais cotidianas para que sejam parceiros, e não agressores das pessoas idosas.

Na atualidade a atenção para a acessibilidade do idoso precisa ser pensada e efetivamente implementada para que o processo de envelhecer tenha um cunho social mais vantajoso e livre dos riscos. Com a incorporação de novos conceitos de ambiente urbano, em acordo com as novas visões de acessibilidade e mobilidade urbanas, é possível pensar em uma sociedade voltada para os idosos ativos ou com a sua mobilidade reduzida (Gomes; Camacho, 2017).

A Bioética contribui para o avanço em discussões voltadas à maior participação social, bem como o incentivo ao desenvolvimento de políticas públicas efetivas direcionadas à adoção de uma cultura de apoio às pessoas idosas, aos seus cuidadores, familiares e à própria sociedade (Cunha; Garrafa, 2023).

As questões do empoderamento e de promoção da autonomia trazem a importante reflexão de que reforço aos laços sociais e à rede de apoio é fundamental para o desenvolvimento de mecanismos que visem alterar o cenário de discriminação, a partir da noção de que a tomada de decisão é um direito humano e a sua efetivação consiste em um dever individual, estatal, jurídico, social e, sobretudo, moral (Cunha; Garrafa, 2023).

Essa análise desenvolvida nos permite destacar essas proposições com enfoque da Bioética em conformidade com os resultados apresentados nas informações que foram coletadas no

Portal da Ouvidoria Nacional de Direitos Humanos. Para tanto, a partir dessas considerações desenvolvidas, é oportuno conhecer algumas das informações do Painel de Dados da Ouvidoria Nacional de Direitos Humanos com ênfase nas políticas públicas disponíveis na legislação atual bem como na sua ampla divulgação.

O PAINEL DE DADOS DA OUVIDORIA NACIONAL DE DIREITOS HUMANOS: A IMPORTÂNCIA NA SUA DIVULGAÇÃO

Segundo o Decreto n. 9.673, de 2 de janeiro de 2019, a Ouvidoria Nacional dos Direitos Humanos é responsável por receber, analisar, encaminhar, acompanhar e fornecer informações aos cidadãos acerca de denúncias e reclamações relacionadas a violações de direitos humanos e da família. É importante observar que as denúncias podem ser realizadas de forma anônima (Brasil, 2019).

Buscando evidenciar as ações do Ministério dos Direitos Humanos e da Cidadania na prevenção e combate das violações vislumbra-se como meta o oferecimento de diversos canais de atendimento com objetivo de facilitar o registro da denúncia. O Portal da Ouvidoria Nacional de Direitos Humanos faz a recepção, a análise e o encaminhamentos aos órgãos competentes.

No caso da violência ao idoso, a Ouvidoria Nacional dos Direitos Humanos, como um canal governamental, possibilita a denúncia de diversos tipos de violações dos direitos humanos como: violência física, psicológica, sexual, patrimonial, tortura, intolerância religiosa, discriminação, entre outras dispostas no site do Ministério dos Direitos Humanos e da Cidadania (Figura 2).

Figura 2 – Site do Ministério dos Direitos Humanos e da Cidadania (2024)

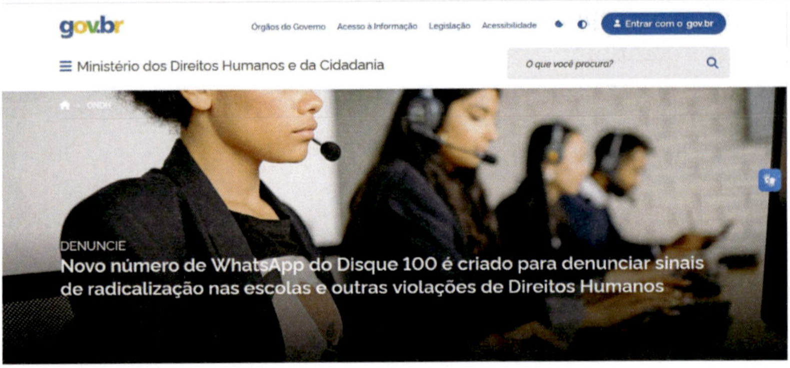

Fonte: Ministério dos Direitos Humanos e da Cidadania (2023)[1]

Segundo a Agência Brasil (Brasil, 2023), o Ministério dos Direitos Humanos e da Cidadania possui uma série de ações de comunicação:

> [...] incluindo campanhas com diferentes temáticas, têm sido planejadas e executadas pelo Ministério dos Direitos Humanos e da Cidadania para sensibilizar a população sobre a necessidade do respeito às diferenças e a importância do enfrentamento a todos os tipos de violações (Brasil, 2024).

As informações coletadas pelos atendentes dos canais de atendimento da Ouvidoria para o registro de uma denúncia estão divididas em três blocos: 1º) dados sobre locais e datas da ocorrência; 2º) dados sobre os fatos ocorridos; e 3º) dados sobre os envolvidos (Brasil, 2024).

A pessoa que efetua a denúncia necessita apresentar o máximo de dados para que esta seja encaminhada de maneira eficaz e para que a ocorrência seja registrada de maneira minuciosa e efetiva (Brasil, 2024).

---

[1] Disponível em: https://www.gov.br/mdh/pt-br/assuntos/noticias/2023/abril/com-novo-numero-de-whatsapp-disque-100-adota-protocolo-especifico-para-recebimento-de-denuncias-sobre--violencia-nas-escolas. Acesso em: 2 jan. 2024.

Com essas iniciativas relevantes e a sua ampla divulgação, evidencia-se a importância das políticas públicas e estratégias nas famílias e comunidades para a prevenção da violência contra os idosos, regradas na cultura do respeito aos direitos humanos, e a participação de múltiplos atores no processo social de melhoria do bem-estar dessas pessoas na família e na sociedade (Santos *et al.*, 2022).

O Portal da Ouvidoria Nacional de Direitos Humanos é um instrumento em que a denúncia pode ser realizada por meio eletrônico, por e-mail, e por telefone (disque 100). Dessa forma, os dados oriundos desse canal de denúncia podem apresentar uma série de inconsistências em virtude de trotes e informações equivocadas registradas. É pertinente considerar que os dados coletados sejam realizados em outros meios de denúncia disponíveis como: polícia militar, o Conselho do Idoso, o Ministério Público, a Defensoria Pública e a Vigilância Sanitária e inseridos nesse portal. Com essa inserção, poderíamos inferir que seria possível conhecer as especificidades da violência contra idosos no Brasil com esses dados.

Também é relevante destacar a Portaria n. 593, de 20 de setembro de 2023, que institui o Protocolo de Recebimento de Denúncias de violações de direitos da População em Situação de Rua nos Canais de Atendimento da Ouvidoria Nacional de Direitos Humanos do Ministério dos Direitos Humanos e da Cidadania. Essa portaria traz notoriedade sobre a população em situação de rua, onde o idoso também está no cerne da atenção, bem como outras no direcionamento das políticas públicas (Brasil, 2023).

Nessa portaria é destaque o artigo 2º, sobre os princípios desse Protocolo: I – a proteção dos direitos da População em Situação de Rua; II – o respeito à dignidade da pessoa humana; III – a valorização e respeito à vida e à cidadania; IV – o atendimento humanizado e universalizado; e V – o respeito às condições sociais e diferenças de origem, raça, idade, nacionalidade, gênero, orientação sexual e religiosa, com prioridade absoluta às crianças e adolescentes, e atenção especial às pessoas com deficiência e **pessoas idosas** (Brasil, 2023).

Segundo o Ministério dos Direitos Humanos e da Cidadania, nos diagnósticos com base nos dados e informações disponíveis em registros administrativos e sistemas do governo federal com relação à População em Situação de Rua, foi detectado que pessoas pretas (14%) e pardas (55%) somam 69% das vítimas, chegando a 22% na Região Norte, e **os idosos correspondem a 6%** (Brasil, 2023).

Essa é uma nova realidade observada nos grandes centros urbanos, demandando pesquisas para desenvolver estratégias de enfrentamento a essa situação que impacta inúmeras pessoas idosas. O envelhecimento nas ruas representa um processo que pode ser tanto excludente quanto "cruel". A exclusão surge da própria condição de estar nas ruas, da idade avançada e da ruptura de laços familiares, sociais e profissionais, entre outros. Experimentar o processo de envelhecimento nessas condições, junto com as alterações nas condições de saúde, é uma realidade extremamente desafiadora para o idoso (Mattos; Grossi; Kaefer, 2016).

Plassa *et al.* (2018) destacam que a construção de um fluxograma possibilita a identificação da complexidade que permeia o atendimento ao idoso vítima de violência. Assinalam, de forma sistematizada, essa problemática na perspectiva intersetorial e que precisa ser analisada em virtude de sua alta complexidade podendo direcionar discussões e reflexões organizadas com os diferentes setores envolvidos nesse processo, na busca de alternativas que visem à melhoria da atenção ao idoso vítima de violência.

Os estados e municípios do Brasil possuem especificidades regionais que precisam de uma análise mais detalhada para condução das denúncias de maneira eficaz e que vislumbram uma assistência interdisciplinar qualificada. Essa compreensão vai desde uma assistência à saúde até a assistência jurídica e protetiva.

Cabe destacar que a notificação é compulsória no âmbito da saúde e não configura denúncia, mas sim um instrumento de garantia de direitos sendo também importante ao Conselho

Municipal do Idoso e/ou Ministério Público. Com a sequência das etapas de acolhimento, atendimento e notificação, é sequencial na rede de proteção social. As políticas públicas focadas na proteção e prevenção à violência contra o idoso em vigência no Brasil precisam atentar para os fatores associados com sua ocorrência, principalmente no ambiente familiar (Maia; Ferreira; Melo; Vargas, 2019), bem como em outras instâncias de interação social.

Outrossim, incentivar a prática da notificação da denúncia constitui uma atitude fundamental para o acolhimento, planejamento, desenvolvimento e melhoria da prestação da assistência em saúde, possibilitando ações para a formulação de políticas públicas e programas voltados à prevenção dos riscos de todas as formas de violência contra a pessoa idosa no cenário brasileiro.

Por fim, as análises que adotam como informações os casos de violência notificados em uma base de dados oficial como o Portal da Ouvidoria Nacional de Direitos Humanos constituem um componente essencial de avaliação da dinâmica espaço-temporal da epidemia de violência contra o idoso (Taveira; Oliveira, 2020) e favorecem o desenvolvimento de políticas públicas e outras estratégias que vislumbrem a assistência e o acolhimento do idoso vítima de violência.

CONSIDERAÇÕES FINAIS

Foram denunciadas 408.395 mil ocorrências de violência contra pessoas idosas no período de 2020 a 2023 em todo o país, observando-se uma elevação das denúncias a partir do ano de 2022. A Região Sudeste teve o maior quantitativo de denúncias nesse período.

Predominaram denúncias de violência contra mulheres idosas brancas ou pardas com baixo grau de instrução, na faixa etária de 80 anos. A maior parte das ocorrências se deram na residência do agressor. Tais características se mantêm ao longo dos anos, porém se intensificam progressivamente, evidenciando a vulnerabilidade das mulheres idosas. Por outro lado, pode-se inferir que a intensificação de denúncias reflete maior divulgação dos meios de comunicação, incentivando e reforçando sua importância.

O perfil do agressor aponta a predominância de homens brancos entre 40 e 49 anos, com ensino médio completo e renda mensal de até 1 salário mínimo. Uma característica relevante foi a predominância do(a) filho(a) como principal agressor.

A alta ocorrência de dados perdidos por não preenchimento foi a principal limitação do estudo, o que reflete a importância da educação permanente dos responsáveis pelo preenchimento dos formulários de coleta de dados. No entanto, mesmo com tal limitação, as informações disponíveis são suficientes para reconhecer a vulnerabilidade das pessoas idosas e para vislumbrar a necessidade do desenvolvimento e implementação de políticas públicas.

Destaca-se 2023 como o ano com maior quantitativo de denúncias de violência ao idoso, 143.595 registros, representando um aumento de 66,7% em comparação ao ano de 2022. No entanto, em 2023 os dados referentes às variáveis grau de instrução e renda mensal não foram preenchidos. Esse fato é considerado limitante para a análise. Tal falha reflete dificuldades no processo de registro da denúncia.

Em relação a essas limitações é oportuno desenvolver estratégias que facilitem o preenchimento adequado das informações relacionadas à caracterização da violência e à identificação do agressor, garantindo assim um acolhimento apropriado ao idoso nesse tipo de situação.

No cerne das considerações efetuadas e diante das informações é destaque a necessidade de capacitação de profissionais da área da saúde e de outras áreas que efetuam o registro, acolhimento e assistência no processo de denúncia da violência ao idoso. Isso envolve a identificação, a intervenção e a prevenção como possibilidade. É preciso enfatizar a contínua prevenção e a promoção da superação da violência por meio de um trabalho interdisciplinar devidamente articulado como premissa para a garantia da dignidade e o respeito aos direitos do idoso.

Outro aspecto relevante é sobre o Painel de Dados da Ouvidoria Nacional de Direitos Humanos. Durante a coleta de dados, ao extrair as informações observamos que os registros foram modificados a cada ano, incluindo e/ou excluindo variáveis, o que dificultou a análise dos dados disponibilizados. Foi necessário o desenvolvimento do trabalho com muita atenção com algumas inconsistências já referidas como limitantes.

No entanto, cabe traçar algumas considerações sobre o Painel de Dados da Ouvidoria Nacional de Direitos Humanos: há uma tendência na promoção sobre a importância dos Objetivos de Desenvolvimento Sustentável (ODS) no que tange ao ODS 3 ligado a "Saúde e Bem-estar" com a proposta de assegurar uma vida saudável e promover o bem-estar para todos, em todas as idades.

Entende-se que é preciso avançar no registro das informações disponibilizadas no painel com vistas a propor estudos que possam monitorar o progresso e avaliação das intervenções em relação à denúncia efetuada. Além disso, o prosseguimento efetivo da assistência e do acolhimento do idoso vítima de violência no âmbito do trabalho colaborativo interdisciplinar deve ser considerado.

Apesar de algumas fragilidades detectadas e descritas neste trabalho percebem-se melhorias no acesso à informação em que a população idosa teve uma tendência positiva no meios governamentais para efetuar a denúncia. Tendência essa vislumbrada no ano de 2023, em que o percentual de denúncias foi elevado em relação aos anos anteriores, mostrando o encorajamento em realizá-la.

Na busca do entendimento da importância da diversidade, equidade, igualdade e acessibilidade com vistas à promoção de um mundo mais justo, a visibilidade dos resultados deste estudo leva em consideração os dispositivos legais de inclusão social (ético e normativo) dando representatividade a grupos socialmente vulneráveis, que no caso são os idosos vítimas de violência.

A violência ao idoso é um desafio global de saúde e recomendamos a realização de estudos acadêmicos que vislumbrem a efetividade das políticas públicas de saúde direcionadas à pessoa idosa vítima de violência para melhor compreensão situacional das instâncias municipais e estaduais que recebem recursos públicos do âmbito federal. Com esses estudos será possível uma análise fidedigna das dificuldades regionais e suas especificidades para o planejamento de estratégias eficazes.

Numa perspectiva voltada para o intercâmbio de conhecimento, recomendam-se estudos específicos nas diferentes regiões brasileiras para analisar suas particularidades, visando à implementação de políticas públicas em relação aos idosos vítimas de violência, a fim de melhor compreender as circunstâncias da agressão e, assim, contribuir para sua prevenção.

Sobre a análise da violência ao idoso no período de 2020 a 2023 na perspectiva da Bioética fica notória a escassez de discussões e pesquisas dedicadas aos pressupostos da Bioética, especialmente no que diz respeito às questões de acessibilidade em suas diversas interfaces sociais. É preciso uma análise aprofundada sobre a autonomia, justiça e vulnerabilidade, bem como os dilemas éticos, principalmente relacionados aos direitos da população idosa.

Por meio dos princípios da justiça e autonomia da Bioética as informações detectadas nos permitem vislumbrar estratégias de ação fundamentadas na realidade do idoso vítima de violência.

As projeções realizadas pelo IBGE (2022) destacam a necessidade da visibilidade do envelhecimento populacional, o que já era notório em publicações científicas que já destacavam essas informações há alguns anos.

No princípio da justiça há a necessidade da educação da sociedade dando prioridade e visibilidade de direitos dos idosos por meio de uma rede de apoio à família do idoso.

É preciso uma análise individualizada e personalizada de cada família em relação à situação que se apresenta para que a rede de apoio seja eficaz e atenda às especificidades na realidade em vigência. Ações generalistas com soluções superficiais não ajudam no processo de análise da equipe que realiza o processo de acolhimento.

Também é necessária uma educação permanente de profissionais que assistem o idoso vítima de violência visando à prevenção e ao reconhecimento da violência. Essa questão favorece a autonomia do profissional no prosseguimento das suas ações.

Na análise Bioética o princípio da autonomia se revela em suas diversas características pela família, o idoso e os profissionais, não sendo algo estanque, mas que se articula na realidade dos envolvidos.

Com relação à prevenção da dependência, a autonomia do idoso é uma questão importante de reflexão, sobre o seu exercício eficaz e a sua efetividade nas instâncias legais. O mesmo se configura com relação à acessibilidade nas residências e nos espaços públicos onde há a ocorrência de violência.

Esses aspectos nos trazem a necessidade do desenvolvimento do respeito aos direitos dos idosos nos permitindo destacar essas proposições com enfoque da Bioética em conformidade com os resultados apresentados nas informações que foram coletadas no Portal da Ouvidoria Nacional de Direitos Humanos.

A implementação de estratégias para mitigar os danos sofridos por pessoas idosas vítimas de violência deve envolver uma análise que apoie suas famílias, promovendo iniciativas sociais que facilitem o acesso às políticas públicas em diversas esferas. Tanto a sociedade quanto o governo têm a responsabilidade de criar condições para identificar agressores e vítimas, priorizando o fornecimento de assistência ao idoso vítima de violência.

Por fim, além do Painel de Dados da Ouvidoria Nacional de Direitos Humanos, outras tecnologias de informação e comunicação precisam ser incentivadas e amplamente divulgadas para incentivar as denúncias. A implementação de iniciativas por meio de projetos e programas de promoção com a utilização das tecnologias da informação e comunicação possibilita o acesso à informação dando notoriedade necessária à temática.

Para além disso, num panorama cada vez mais "digital", a notificação das denúncias de violência contra o idoso disponíveis para planejamento e direcionamento de ações efetivas é muito mais do que ter acesso à informação e a partilha de conhecimento. Possibilita a importância de atuação e interferência na sociedade das situações com potencial risco de violência ao idoso.

REFERÊNCIAS

ALARCON, Miriam Fernanda Sanches; DAMACENO, Daniela Garcia; CARDOSO, Bruna Carvalho; BRACCIALLI, Luzmarina Aparecida Doretto; SPONCHIADO, Viviane Boacnin Yoneda; MARIN, Maria José Sanches. Violence against the older adult: perceptions of the basic health care teams. **Texto Contexto Enferm.**, v. 30, p. e20200099, 2021.

ALMEIDA, Aline Branco Amorim de; AGUIAR, Maria Geralda Gomes. O cuidado do enfermeiro ao idoso hospitalizado: uma abordagem bioética. **Rev. Bioét.**, v. 19, n. 1, p. 197–217, 2011.

ALVES, Roberta Machado; COSTA, Vanessa Cristina; OLIVEIRA, Tatiana Maria de; ARAÚJO, Melissa de Oliveira; ARAÚJO, Mayara Priscilla Dantas. Violence against the elderly population during the COVID-19 pandemic. **Saúde Coletiva**, Barueri, v. 10, n. 59, p. 4.314–25, 2020.

BEAUCHAMP, Tom; CHILDRESS, James. **Principles of Biomedical Ethics.** 5. ed. Oxford: Oxford University Press, 2001.

BITTENCOUT, Poliana; SILVA, Maria Auxiliadora da. Violência verbal contra idosos: palavras e silêncio marcados pela dominação. **Rev. Pre-textos**, v. 3, n. 6, p. 622–40, 2018.

BRASIL. Ministério dos Direitos Humanos e Cidadania. **Painel de dados da Ouvidoria Nacional de Direitos Humanos.** Brasília: Ministério dos Direitos Humanos e da Cidadania. Disponível em: www.institutochapada.org.br. Acesso em: 2 jan. 2024.

BRASIL. **Decreto n. 9.673, de 2 de janeiro de 2019.** Brasília: Ministério da Mulher, da Família e dos Direitos Humanos (Ministério dos Direitos Humanos e da Cidadania), 2019.

BRASIL. Agência Brasil. **Saiba como denunciar violações de direitos humanos.** Brasília: Ministério das Comunicações (Empresa Brasileira de Comunicação), 2024. Disponível em: https://agenciagov.ebc.com.br/

noticias/202401/saiba-como-denunciar-violacoes-de-direitos-humanos. Acesso em: 2 jan. 2024.

BRASIL. Agência Brasil. **Violências contra idosos podem ter diferentes facetas.** Brasília: Ministério das Comunicações (Empresa Brasileira de Comunicação), 2023. Disponível em: https://agenciabrasil.ebc.com.br/direitos-humanos/noticia/2023-06/violencias-contra-idosos-podem--ter-diferentes-facetas. Acesso em: 2 jan. 2024.

BRASIL. **Portaria n. 593, de 20 de setembro de 2023.** Institui o protocolo de recebimento de denúncias de violações de direitos da população em situação de rua nos canais de atendimento da Ouvidoria Nacional de Direitos Humanos do Ministério dos Direitos Humanos e da Cidadania. Brasília: Ministério dos Direitos Humanos e da Cidadania, 2023.

BRASIL. **População em Situação de Rua**: diagnósticos com base nos dados e informações disponíveis em registros administrativos e sistemas do governo federal. Brasília: Ministério dos Direitos Humanos e da Cidadania, 2023.

BRASIL. Ministério da Saúde. Secretaria de Ciência, Tecnologia e Insumos Estratégicos. Departamento de Ciência e Tecnologia. **Agenda de Prioridades de Pesquisa do Ministério da Saúde — APPMS** [recurso eletrônico]/Ministério da Saúde, Secretaria de Ciência, Tecnologia e Insumos Estratégicos, Departamento de Ciência e Tecnologia. Brasília: Ministério da Saúde, 2018.

BRASIL. Secretaria de Direitos Humanos da Presidência da República. **Brasil**: manual de enfrentamento à violência contra a pessoa idosa. É possível prevenir. É necessário superar. Brasília, DF: Secretaria de Direitos Humanos da Presidência da República, 2014.

BRASIL. Ministério da Saúde. **Portaria n. 2.528 de 2006**: Política Nacional de Saúde da Pessoa Idosa. Brasília: Ministério da Saúde, 2006.

BRASIL. Ministério da Saúde. **Portaria n. 2.528 de 19 de outubro de 2006.** Aprova a Política Nacional de Saúde da Pessoa Idosa. Brasília: Ministério da Saúde, 2003. Disponível em: https://bvsms.saude.gov.

br/bvs/saudelegis/gm/2006/prt2528_19_10_2006.html. Acesso em: 2 jan. 2024.

CAMACHO, Alessandra Conceição Leite Funchal. A violência contra o idoso no contexto pandêmico da covid-19 na perspectiva da Bioética. **Revista Latino-Americana de Bioética**, v. 23, n. 2, p. 27–40, 2023.

CAMACHO, Alessandra Conceição Leite Funchal; ALVES, Rosemere Rosa. Maus-tratos contra os idosos na perspectiva da Enfermagem: revisão integrativa. **Rev. Enferm. UFPE** [online], v. 9, supl. 2, p. 927–35, 2015.

CAMACHO, Alessandra Conceição Leite Funchal; ABREU, Louise Theresa de Araújo; MATA, Ana Carolina de Oliveira; LEITE, Bruna Silva; SANTOS, Renata da Costa. As questões bioéticas do idoso e seus aspectos relevantes para Enfermagem: revisão integrativa. **Rev. Enferm. UFPE** [online], v. 7, n. esp., p. 945–52, 2013.

CARDOSO, Rosane Barreto; PACHECO, Sandra Teixeira de Araújo; CALDAS, Célia Pereira; SOUZA, Priscilla Alfradique de; PERES, Patrícia Lima Pereira; NUNES, Michelle Darezzo Rodrigues. Prática confortadora ao idoso hospitalizado à luz da bioética. **Rev. Bioét.**, v. 27, n. 4, p. 595–9, 2019.

CHANG, E-Shien; LEVY, Becca. High prevalence of elder abuse during the COVID-19 pandemic: risk and resilience factors. **Am. J. Geriatr. Psychiatry**, v. 29, n. 11, p. 1.152–9, 2021.

CONCEIÇÃO, Hayla Nunes da; RODRIGUEZ BERNAL, Hidalia Silvestre Rodriguez; CAVALCANTE, Milena France Alves; DOS SANTOS, Ana Maria Ribeiro; FIGUEIREDO, Maria do Livramento Fortes; SILVA, Grazielle Roberta Freitas da. Protocolos clínicos para atenção a idosos vítimas de violência: revisão de escopo. **Rev. Enferm. Atual In Derme**, v. 97, n. Ed. Esp., p. e023010, 2023.

CUNHA, Isis Laynne de Oliveira Machado; GARRAFA, Volnei. Tomada de decisão apoiada para pessoas idosas que vivem com demência: contribuições da bioética. **Ciênc. Saúde Coletiva**, v. 28, n. 11, p. 3.149–58, 2023.

CUSCHIERI, Sarah. The STROBE guidelines. **Saudi J. Anaesth.**, v. 20, n. 13, p. 31–4, 2019.

FERREIRA, Maria Natalia Xavier; HINO, Paula; TAMINATO, Mônica; FERNANDES, Hugo. Care of perpetrators of repeat Family violence: an integrative literature review. **Acta Paul Enferm.**, v. 32, n. 3, p. 334–40, 2019.

FLETCCHER, Robert H.; FLETCCHER, Suzanne W. **Epidemiologia clínica**: elementos essenciais. 5. ed. Porto Alegre: Artmed, 2014.

GARRAFA, Volnei; AZAMBUJA, Letícia. Epistemologia de la bioética: enfoque latino-americano. **Rev. Colombiana de Bioética**, v. 4, n. 2, p. 73–92, 2009.

GOES, Adriana Lima de; CEZARIO, Kariane Gomes. Atuação da equipe de saúde da família na atenção ao idoso em situação de violência: revisão integrativa. **Arq. Ciênc. Saúde**, v. 24, n. 2, p. 100–5, 2017.

GOMES, Fernanda Araújo; CAMACHO, Alessandra Conceição Leite Funchal. O idoso e a mobilidade urbana: uma abordagem reflexiva para a enfermagem. **Rev. Enferm. UFPE** [online], v. 11, n. 12, p. 5.066–73, 2017.

HAMMERSCHMIDT, Karina Silveira de Almeida; BONATELLI, Lisiane Capanema Silva; CARVALHO, Anderson Abreu de. Caminho da esperança nas relações envolvendo os idosos: olhar da complexidade sobre pandemia da COVID-19. **Texto Contexto Enferm.**, v. 29, p. e20200132, 2020.

HULLEY, Stephen B.; BROWNER, Warren S.; NEWMAN, Thomas B.; CUMMINGS, Steven R.; GRADY, Deborah; HUANG, Alison J.; KANAYA Alka M.; PLETCHER, Mark J. **Delineando a pesquisa clínica**: uma abordagem epidemiológica. 5. ed. Porto Alegre: Artmed, 2024.

IBGE. Instituto Brasileiro de Geografia e Estatística. **Censo 2022**: panorama. Brasília: Ministério do Planejamento, 2022. Disponível em: https://censo2022.ibge.gov.br/panorama – Censo 2022. Acesso em: 2 jun. 2023.

IBGE. Instituto Brasileiro de Geografia e Estatística. **A evolução da composição populacional por grupos de idade**. Projeção de idosos acima de 65 anos para 2060. Brasília: Ministério do Planejamento, 2020. Disponível em: https://www.ibge.gov.br/apps/populacao/projecao/index.

html?utm_source=portal&utm_medium=popclock&utm_campaign=-novo_popclock. Acesso em: 2 jun. 2023.

KESTERING, Júlia Tonon; KOCK, Kelser de Souza; FELDENS, Viviane Pessi. Perfil da violência contra o idoso em uma cidade do Sul de Santa Catarina. **Revista da AMRIGS**, v. 66, n. 3, p. 783–7, 2022.

KLAINE, Gabriel Jonatas; KUROGI, Luciana Tiemi. Significados de violência contra a pessoa idosa na perspectiva dos profissionais de saúde. **Estud. Interdiscipl. Envelhec.**, v. 28, 2023.

KORC, Marcelo; HUBBARD, Susan; SUZUKI, Tomoko; JIMBA, Masamine. **Health, resilience, and human security**: moving toward health for all. Washington, EUA: Pan American Health Organization, 2016.

LOBIONDO-WOOD, Geri; HABER, Judith. **Nursing research**: methods and critical appraisal for evidence-based practice. Amsterdã: Elsevier Health Sciences, 2014.

LOPES, Emmanuel Dias de Sousa; D'ELBOUX, Maria José. Violence against old people in the city of Campinas, São Paulo, in the last 11 years: a temporal analysis. **Rev. Bras. Geriatr. Gerontol.**, v. 24, n. 6, p. e200320, 2021.

LOPES, Laryssa Grazielle Feitosa; LEAL, Marcia Carrera Campos; SOUZA, Edilson Fernandes de *et al*. Violência contra a pessoa idosa. **Rev. Enferm. UFPE** [online], v. 12, n. 9, p. 2.257–68, 2018.

MACHADO, Isis Laynne de Oliveira; GARRAFA, Volnei. Bioética, o envelhecimento no Brasil e o dever do Estado em garantir o respeito aos direitos fundamentais das pessoas idosas. **R. Dir. Gar. Fund.**, v. 21, n. 1, p. 79–106, 2020.

MAIA, Paulo Henrique Silva; FERREIRA, Efigênia Ferreira e; MELO, Elza Machado de; VARGAS, Andréa Maria Duarte. Occurrence of violence in the elderly and its associated factors. **Rev. Bras. Enferm.**, v. 72, n. Suppl. 2, p. 64–70, 2019.

MATOS, Neuza Moreira de; BRAZ, Mariana Campos; ALBERNAZ, Emanuelle de Oliveira; SOUSA, Barbara Barbosa de; PINHEIROS, Hudson

Azevedo; FERREIRA, Débora Thaís Timóteo. Conflict mediation: proposed solutions to deal with cases of violence against older people. **Rev. Bras. Geriatr. Gerontol.**, v. 24, n. 6, p. e210068, 2021.

MATTOS, Carine Magalhães Zanchi de; GROSSI, Patrícia Krieger; KAEFER, Cristina Thum; TERRA, Newton Luiz. O envelhecimento das pessoas idosas que vivem em situação de rua na cidade de Porto Alegre, RS, Brasil. **Revista Kairós Gerontologia**, v. 19, n. 3, p. 205–24, 2016.

MEDRONHO, Roberto de Andrade; BLOCH, Katia Vergetti; LUIZ, Roni Raggi; WERNECK, Guilherme Loureiro. **Epidemiologia**. 2. ed. São Paulo: Atheneu, 2009.

MONTEIRO, Ketlen de Oliveira; LOPES, Graciana de Sousa. Aspectos relacionados à violência contra o idoso. **Revista Contemporânea**, v. 3, n. 11, 2023.

MORAES, Claudia Leite de; MARQUES, Emanuele Souza; RIBEIRO, Adalgisa Peixoto; SOUZA, Edinilsa Ramos de. Contributions to address violence against older adults during the Covid-19 pandemic in Brazil. **Ciênc. Saúde Coletiva**, v. 25, n. Supl. 2, p. 4.177–84, 2020.

MORAES, Claudia Leite de; APRATTO JÚNIOR, Paulo Cavalcante; REICHENHEIM, Michael Eduardo. Rompendo o silêncio e suas barreiras: um inquérito domiciliar sobre a violência doméstica contra idosos em área de abrangência do Programa Médico de Família de Niterói, Rio de Janeiro, Brasil. **Cad. Saúde Pública**, v. 24, n. 10, p. 2.289–300, 2008.

MOURA, Luana Kelle Batist; AZEVEDO, Ulicélia Nascimento de; WINGERTER, Denise Guerra; FERREIRA, Maria Angela Fernandes; MACIEL, Maylla Pereira Rodrigues; MOURA, Raquel Pinheiro; SILVA, Amparo Maria da; ALVES, Maria do Socorro Costa Feitosa. Bibliometric analysis of the scientific evidence on violence perpetrated against the elderly. **Ciênc. Saúde Coletiva**, v. 25, n. 6, p. 2.143–52, 2020.

NOGUEIRA, Jane Walkiria da Silva; RODRIGUES, Maria Cristina Soares. Comunicação efetiva no trabalho em equipe em saúde: desafio para a segurança do paciente. **Cogitare Enfermagem**, v. 20, p. 636–40, 2015.

NUNES, Ozilene da Silva; GIBBS, Camila Cecilia Mascarenhas. A importância da família no cuidado para com a pessoa idosa. **Ciências Sociais Aplicadas,** v. 127, 2023.

NORA, Carlise Rigon Dalla. Bioethical conflicts over social distance in times of pandemic. **Rev. Bioét.,** v. 29, n. 1, p. 10–20, 2021.

OLIVEIRA, Ademara Aparecida de; MARIN, Maria José Sanches; ALARCON, Miriam Fernanda Sanches; MORAES, Magali Aparecida Alves de; HIGA, Elza de Fátima Ribeiro. Violence against elderly women. **Cogitare Enferm.,** v. 28, p. e9037, 2023.

OLIVEIRA, Ana Sarah Vilela de; MACHADO, Juliana Campos; DADALTO, Luciana. Cuidados paliativos e autonomia de idosos expostos à covid-19. **Rev. Bioét.,** v. 28, n. 4, p. 595–603, 2020.

OMS (Organização Mundial da Saúde). **OMS declara fim da Emergência de Saúde Pública de Importância Internacional referente à COVID-19.** Genebra: OMS, 2023. Disponível em: https://www.paho. org/pt/noticias/5-5-2023-oms-declara-fim-da-emergencia-saude- -publica-importancia-internacional-referente. Acesso em: 2 jan. 2024.

OMS (Organização Mundial da Saúde). **Missing voices:** views of older persons on elder abuse. Geneva: WHO, 2002. Disponível em: https:// apps.who.int/iris/handle/10665/67371. Acesso em: 2 jan. 2024.

ONU (United Nation Organization). **World Elder Abuse Awareness.** New York: United Nation, 2017. Disponível em: http://www.un.org/en/ events/elderabuse/. Acesso em: 2 jan. 2024.

OSORIO, Rafael Guerreiro. **O sistema classificatório de cor ou raça do IBGE.** Brasília: IPEA, 2003. Disponível em: http://repositorio.ipea.gov. br/handle/11058/2958. Acesso em: 2 jun. 2023.

PAMPOLIM, Gracielle; LEITE, Franciele Marabotti Costa. Análise da violência de repetição contra a pessoa idosa em um estado brasileiro. **Aquichan.,** v. 21, n. 1, p. e2118, 2021.

PIPPI, Gabriele de Andrades; CABRAL, Fernanda Beheregaray; LEITE, Marinês Tambara; HILDBRAND, Leila Mariza; VAN DER SAND, Isabel Cristina Pacheco. Caracterização dos casos de violência contra idosos no município de Santa Maria. **Estud. Interdiscipl. Envelhec.**, v. 25, n. 3, 2021.

PIRES, Zenith Rose dos Santos; SILVA, Maria Josefina da. Autonomia e capacidade decisória dos idosos de baixa renda: uma problemática a ser considerada na saúde do idoso. **Revista Eletrônica de Enfermagem**, v. 3, n. 2, 2001.

PLANTE, Wendy; TUFFORD, Lea; SHUTE, Tanya. Interventions with survivors of interpersonal trauma: addressing the role of shame. **Clin. Social Work J.**, v. 22, p. e00832, 2022.

PLASSA, Bruna Oliveira; ALARCON, Miriam Fernanda Sanches; DAMACENO, Daniela Garcia; SPONCHIADO, Viviane Boacnin Yoneda; BRACCIALLI, Luzmarina Aparecida Doretto; SILVA, Janaina Aparecida Vantin Elias da; MARIN, Maria José Sanches. Fluxograma descritor no atendimento à pessoa idosa vítima de violência: uma perspectiva interdisciplinar. **Esc. Anna Nery**, v. 22, n. 4, p. e20180021, 2018.

POLIT, Denise; BECK, Cheryl Tatano. **Fundamentos de Pesquisa em Enfermagem**. 9. ed. Porto Alegre: Artmed, 2018.

RANZANI, Camila de Morais; SILVA, Sara Cirillo; HINO, Paula; TAMINATO, Mônica; OKUNO, Meiry Fernanda Pinto; FERNANDES, Hugo. Profile and characteristics of violence against older adults during the COVID-19 pandemic. **Rev. Latino-Am. Enfermagem**, v. 31, p. e3825, 2023.

RIBEIRO, Dayane Akinara Toledo; COSTA, Aline Balandis; MARIANO, Pâmela Patrícia; BALDISSERA, Vanessa Denardi Antoniassi; BETIOLI, Susanne Elero; CARREIRA, Lígia. Vulnerability, family violence and institutionalization: narratives for elderly and professionals in social welcome center. **Rev. Gaúcha Enferm.**, v. 42, p. e20200259, 2021.

ROCHA, Camila de Freitas; ROCHA, Tânia Mara de Freitas. A inefetividade do estatuto do idoso. **Visão Universitária**, v. 1, n. 1, p. 62–88, 2020.

ROCHA, Regina da Cunha; CÔRTES, Maria da Conceição Juste Werneck; DIAS, Elizabeth Costa; GONTIJO, Eliane Dias. Veiled and revealed violence against the elderly in Minas Gerais, Brazil: analysis of complaints and notifications. **Saúde Debate**, v. 21, n. 42, p. 81–94, 2018.

RODRIGUES, Rosalina Aparecida Partezani; CHIARAVALLOTI-NETO, Francisco; FHON, Jack Roberto Silva; BOLINA, Alisson Fernandes. Análise espacial da violência contra idosos em um município brasileiro. **Rev. Bras. Enferm.**, v. 74, n. Suppl. 2, p. e20190141, 2021.

RUIZ, Cristiane Regina; QUEIROZ, Zally Pinto Vasconcelos. Projetos sociais em gerontologia: uma experiência da disciplina bioética na pós- -graduação do centro universitário São Camilo. **Revista Kairós**, v. 10, n. 1, p. 203–12, 2007.

SAMARTINI, Raquel Spindola; CÂNDIDO, Viviane Cristina. Reflections on elderly autonomy and its meaning for the practice of nursing care. **Rev. Bras. Enferm.**, v. 74, n. 3, p. e20200723, 2021.

SANTOS, Luana Sampaio; LIMA, Diellison Layson dos Santos; MENDES, Annarelly Morais; SOUSA, Bianca Barroso de; MATOS, Maria Laura Sales da Silva; RODRIGUES, Helayne Cristina; NUNES, Gustavo André Guimarães; LIMA, Layla Dhierissa dos Santos; AGUIAR, Jéssica Sobral de; ARAÚJO, Hemily Azevedo de. Violência contra a pessoa idosa: conhe- cimento e atuação dos enfermeiros da estratégia de saúde da família. **Revista Eletrônica Acervo Saúde**, v. 23, n. 8, p. 1–8, 2023.

SANTOS, Maria Angélica Bezerra dos; SILVA, Vanessa de Lima; GOMES, Gabriela Carneiro; OLIVEIRA, André Luiz Sá de; MOREIRA, Rafael da Silveira. A violência contra pessoas idosas no Brasil: fatores associados segundo o tipo de agressor. **Rev. Bras. Geriatr. Gerontol.**, v. 25, n. 4, p. e220186, 2022.

SANTOS, Raianne Negreiros; SILVA, Karina Santos; NERY, Felipe Souza; MELO, Tatiane Santos; LIMA, Renata Teixeira; OLIVEIRA, Mona Gizelle Dreger de. Fatores associados à violência contra idosos e perfil de vítimas e agressores. **Estud. Interdiscipl. Envelhec.**, v. 25, n. 3, p. 33–51, 2020.

SCHLEMPER JUNIOR, Bruno Rodolfo. Bioethics in the reception of psychoactive drug dependents in therapeutic communities. **Rev. Bioét.**, v. 26, n. 1, p. 47–57, 2018.

SCORTEGAGNA, Silvana Alba; ALVES, Ana Luisa Sant'Anna; SIQUEIRA, Luciano de Oliveira; FIOREZE, Cristina; WIBELINGER, Lia Mara; BERTOL, Charise Dallazem. Ações coletivas do programa stricto sensu em envelhecimento humano diante da Covid-19. **Estud. Interdiscipl. Envelhec.**, v. 28, 2023.

SILVA, Ana Laura de Souza e; OTTAVIANI, Ana Carolina; ORLANDI, Fabiana de Souza; INOUYE, Keika; ZAZZETTA, Marisa Silvana; PAVARINI, Sofia Cristina Iost; SANTOS-ORLANDI, Ariene Angelini dos. Social support perceived by elderly people in social vulnerability according to family functionality: a cross-sectional study. **Rev. Esc. Enferm. USP**, n. 57, p. e20220475, 2023.

SILVA, Elric Ramos; HINO, Paula; FERNANDES, Hugo. Sociodemographic characteristics of interpersonal violence associated with alcohol consuption. **Cogitare Enferm.**, v. 22, n. 27, p. e77876, 2022.

SILVA, Reinaldo Pereira e. Bioética e Biodireito: as implicações de um reencontro. **Acta Bioethica**, v. 8, n. 2, p. 195–210, 2002.

SONG, John; BARTELS, Dianne M.; RATNER, Eduard R.; ALDERTON, Lucy; HUDSON, Brenda; AHLUWALIA, Jasjit S. Dying on the streets: homeless persons' concerns and desires about end of life care. **J. Gen. Intern. Med.**, v. 22, n. 4, p. 435–41, 2007.

SONG, John; RATNER, Eduard R.; BARTELS, Dianne M.; ALDERTON, Lucy; HUDSON, Brenda; AHLUWALIA, Jasjit S. Experiences with and attitudes toward death and dying among homeless persons. **J. Gen. Intern. Med.**, v. 22, n. 4, p. 427–34, 2007.

SOUSA, Rute Costa Régis de; ARAÚJO, Gleicy Karine Nascimento de; SOUTO, Rafaella Queiroga; SANTOS, Renata Clemente dos; SANTOS, Rafael da Costa; ALMEIDA, Luana Rodrigues de. Factors associated with the risk of violence against older adult women: a cross-sectional study. **Rev. Latino-Am. Enfermagem**, v. 29, p. e3394, 2021.

SOUZA, Edinilsa Ramos de; MENDES, Tamires Carneiro de Oliveira. Violence against older adults in the context of the coronavirus pandemic. **Rev. Bras. Geriatr. Gerontol.**, v. 24, n. 6, p. e210079, 2021.

TAVEIRA, Lúcia de Medeiros; OLIVEIRA, Maria Liz Cunha de. Perfil da violência contra a pessoa idosa registrada no disque 100 de 2011 a 2015, Brasil. **Geriatr. Gerontol. and Aging**, v. 14, n. 2, p. 120–7, 2020.

UNICOVSKY, Margarita Ana Rubin; RIEGEL, Fernando; NASCIMENTO, Vagner Ferreira do. Educação para superar os desafios impostos pelo envelhecimento aos idosos. **Revista Sustinere**, v. 10, n. 1, p. 252–63, 2022.

VITORINO, Jozadake Petry Fausto. Estudos sobre a violência doméstica contra as mulheres idosas no Brasil: do simbólico ao letal. **Saúde Coletiva**, Barueri, v. 11, n. 66, 2021.

WHO (World Health Organization). **Global status report on violence prevention**: 2014. Geneva: WHO, 2015. Disponível em: http://www.undp.org/content/dam/undp/library/corporate/Reports/UNDP-GVA--violence-2014.pdf. Acesso em: 2 jan. 2024.

ZAMBONI, Cristiane; MELLO, Sandra Maria; FONTANA, Rosane; RODRIGUES, Francisco Carlos Pinto. Violência contra idoso: um velho estigma. **Cogitare Enferm.**, v. 16, n. 4, p. 634–39, 2011.

AS AUTORAS

Alessandra Conceição Leite Funchal Camacho

Doutora e mestra em Enfermagem pela Escola de Enfermagem Anna Nery da Universidade Federal do Rio de Janeiro. Especialista em Mediação Pedagógica em EaD pela PUC-RIO. Enfermeira. Professora associada orientadora do Programa Acadêmico em Ciências do Cuidado em Saúde (Paccs — doutorado/mestrado) da Escola de Enfermagem Aurora de Afonso Costa da Universidade Federal Fluminense (EEAAC-UFF). Líder do Núcleo de Estudos de Saúde do Adulto e do Idoso em Tecnologias Educacionais (Nesaited), da EEAAC, da UFF. Graduada em Enfermagem pela Escola de Enfermagem Aurora de Afonso Costa da UFF.

Lattes: http://lattes.cnpq.br/8877729715215331

Orcid: 0000-0001-6600-6630

Célia Pereira Caldas

Doutora em Enfermagem pela Universidade Federal do Rio de Janeiro. Mestra em Saúde Coletiva pelo Instituto de Medicina Social da Universidade do Estado do Rio de Janeiro. Especialista em Gerontologia titulada pela Sociedade Brasileira de Geriatria e Gerontologia. Enfermeira. Docente titular da Universidade do Estado do Rio de Janeiro, onde atua no Programa de Pós-Graduação em Ciências Médicas e no Programa de Pós-Graduação em Enfermagem. Líder do Grupo de Pesquisa de Enfermagem em Saúde do Idoso na Universidade do Estado do Rio de Janeiro.

Lattes: http://lattes.cnpq.br/4116541717162530

Orcid: 0000-0001-6903-1778

BOLSISTAS

Nossos agradecimentos

Maria Eduarda Araújo Alves (Pibic-CNPq)

Discente do curso de graduação da Escola de Enfermagem Aurora de Afonso Costa da Universidade Federal Fluminense, Niterói, Rio de Janeiro, Brasil.

Lattes: http://lattes.cnpq.br/6070737677295323

Orcid: 0000-0002-3821-1693

Paola Paiva Monteiro (Pibic-CNPq)

Discente do curso de graduação da Escola de Enfermagem Aurora de Afonso Costa da Universidade Federal Fluminense, Niterói, Rio de Janeiro, Brasil.

Curriculum Lattes: http://lattes.cnpq.br/9638086058956964

Orcid: 0000-0002-6218-7398